Docteur L. BOUSQUET

Ex-Interne des Hôpitaux de Montpellier

I0040083

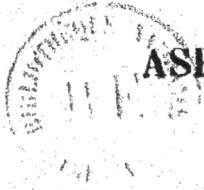

ASPECT CHIRURGICAL

DES

NÉPHRITES CHRONIQUES

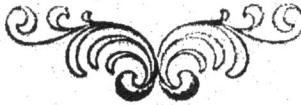

MONTPELLIER

IMPRIMERIE DELORD-BOEHM ET MARTIAL

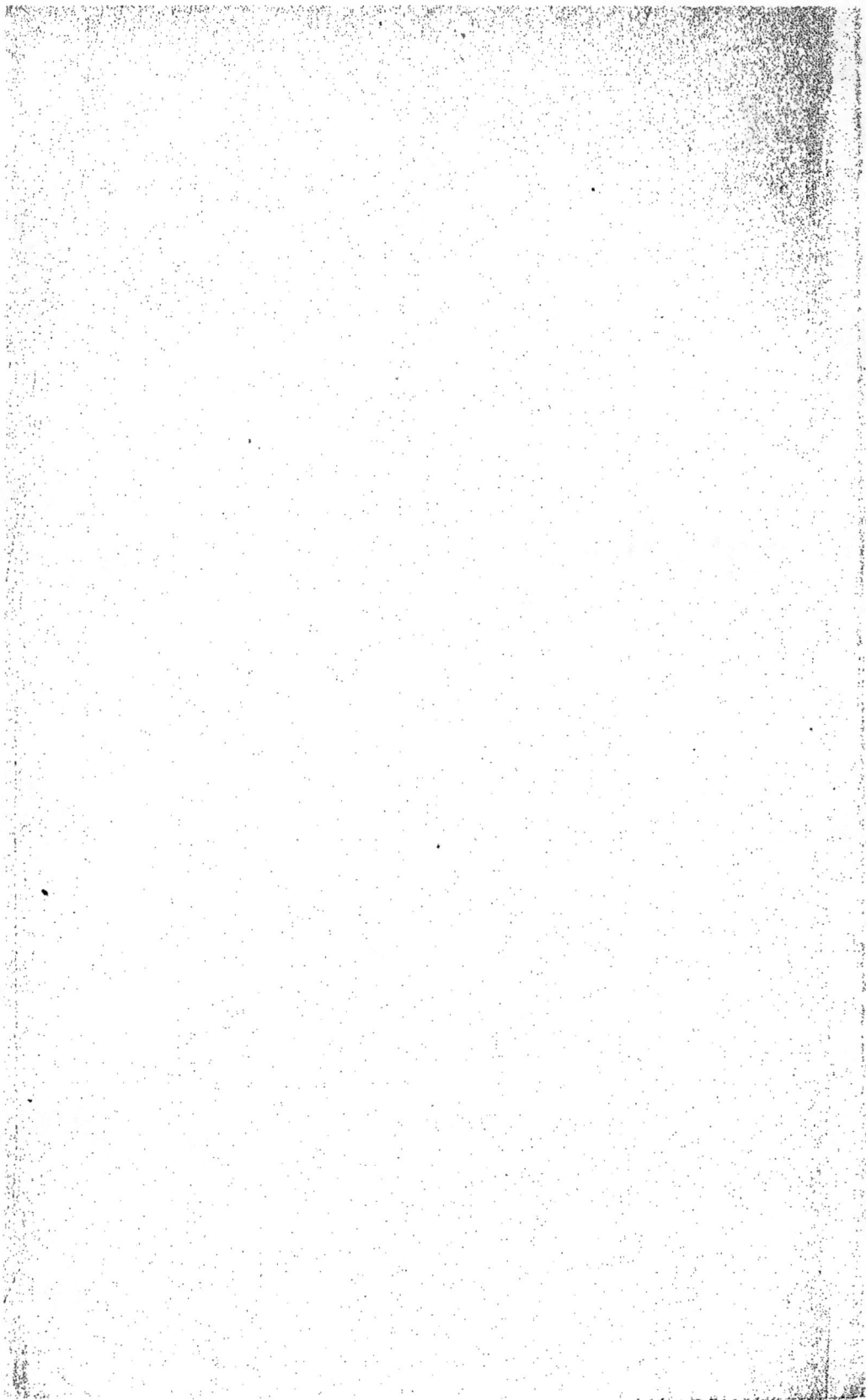

ASPECT CHIRURGICAL

DES

NÉPHRITES CHRONIQUES

PAR

Louis BOUSQUET

DOCTEUR EN MÉDECINE

MONTPELLIER
IMPRIMERIE DELORD-BOEHM ET MARTIAL
ÉDITEURS DU MONTPELLIER MÉDICAL

1904

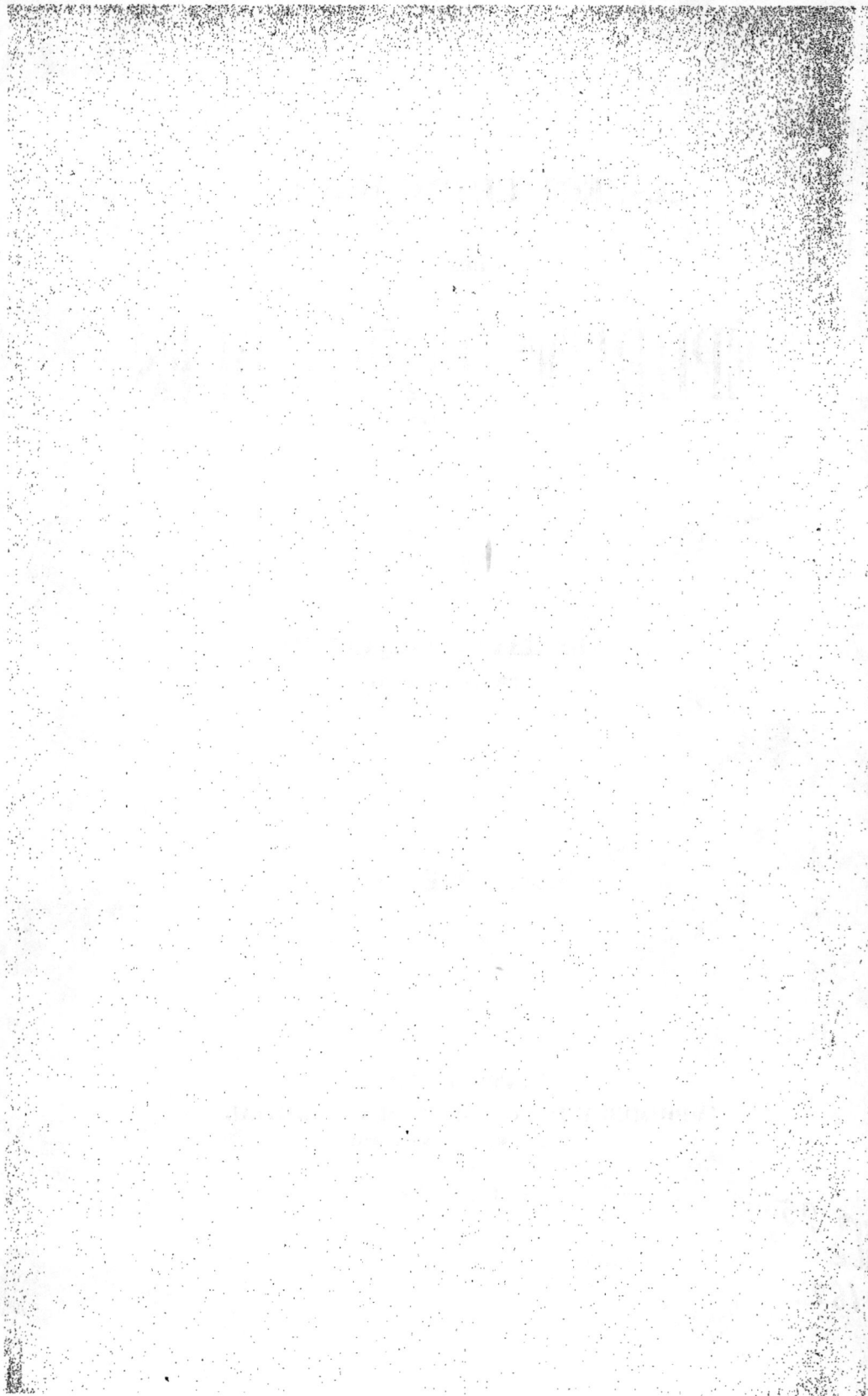

A MA MÈRE

A MON PÈRE

A MA SŒUR, A MON FRÈRE

MEIS ET AMICIS

L. BOUSQUET.

A MA FIANCÉE

L. BOUSQUET.

A Monsieur le Professeur TÉDENAT

L. Bousquet.

A MES MAITRES DE LA FACULTÉ

ET DES HOPITAUX

A L'INTERNAT

L. Bousquet.

ASPECT CHIRURGICAL

DES

NÉPHRITES CHRONIQUES

INTRODUCTION

Nous avons eu plusieurs fois l'occasion, pendant notre internat dans le service de M. le professeur Tédenat, d'observer des malades atteints de néphrite chronique et chez lesquels certains symptômes plus ou moins dramatiques, tels que l'hématurie et la douleur lombaire, avaient fait penser à une affection chirurgicale.

Nous avons pu recueillir cinq observations personnelles de malades chez qui le mal de Bright avait pris le masque du néoplasme, de la lithiase rénale, de la tuberculose urinaire, de la cystite, etc., et avait ainsi paru justifier leur admission dans les salles de chirurgie.

Comment se fait-il que la constatation de ces symptômes soit relativement plus rare dans les services de médecine, alors qu'il s'agit cependant d'une maladie que, jusqu'à ces dernières années tout au moins, on était habitué à regarder comme ressortissant uniquement à la médecine ?

C'est que la néphralgie et l'hématurie ne sont pas suffisamment mises en lumière dans l'étude du mal de Bright, telle qu'on la trouve dans la plupart des ouvrages classiques. Ces manifestations qui sont communes, chacun le sait, dans les néphrites aiguës ou même subaiguës, sont trop regardées, nous semble-t-il, comme exceptionnelles au cours des néphrites chroniques. C'est ainsi que, dans son article pourtant très documenté du *Traité de Médecine et de Thérapeutique*, de Brouardel et Gilbert, M. Chauffard fait à peine allusion aux hématuries des néphrites diffuses subaiguës et chroniques, et, à propos des néphrites interstitielles, ne cite guère que les hémorragies cérébrale, rétinienne et l'épistaxis (t. V, pp. 761 et 764), et M. Brault, dans l'article « Néphrite chronique et atrophie rénale », fait de l'hématurie un accident rare qui se voit à la dernière période de cette maladie *(Traité de Médecine* de Charcot, Bouchard, Brissaud, t. v. p. 594.)

L'attention des médecins n'est donc pas assez attirée de ce côté ; aussi, quand un malade urine du sang, ou accuse de violentes douleurs dans la région des reins, ils repoussent d'ordinaire le diagnostic de brightisme, pour se rattacher à l'hypothèse de calcul, cancer ou tuberculose du rein. Et cette façon de voir semble d'autant plus juste que l'inflammation chronique du rein ne se traduit dans bien des cas par aucun autre de ces symptômes (œdèmes, modifications pathologiques des urines) que l'on est accoutumé à constater en pareille circonstance ; il n'est pas jusqu'à l'albuminurie qui ne puisse faire absolument défaut.

Aussi l'analyse clinique doit-elle être très minutieuse, l'observation très prolongée, pour que l'on puisse se faire une opinion judicieuse. Encore est-il que la véritable cause ne sera quelquefois révélée qu'au moment de l'intervention chirurgicale ou de la nécropsie.

Dans ces dernières années cependant, le traitement chirurgical des néphrites médicales est devenu d'actualité. Les chirurgiens ont eu maintes fois l'occasion de constater *de visu* que les mictions sanglantes ou les douleurs qui avaient justifié leur intervention étaient dues à de l'inflammation chronique des reins. Souvent même, ils ont eu la satisfaction de constater que l'incision de la glande ou l'ablation de sa capsule suffisaient à faire disparaître des symptômes graves. Nous avons pu ainsi recueillir un assez grand nombre de faits pouvant être rapprochés de ceux que nous avons observés nous-même et grâce auxquels nous croyons pouvoir affirmer la relative fréquence de l'hématurie et de la néphralgie au cours du mal de Bright. C'est le résultat de ces recherches et surtout l'impression générale qui s'en dégage, que nous voulons exposer ici. Notre travail ne saurait revêtir la forme d'une étude générale de la néphrite chronique dont nous n'envisagerons que quelques symptômes, ni d'une étude séméiologique de l'hématurie de la néphralgie ou de l'œdème, puisque nous n'en considérons que quelques cas particuliers.

1° Dans un premier chapitre, nous verrons comment se présentent d'ordinaire les mictions sanglantes, les douleurs lombaires et aussi quelquefois les œdèmes, au cours du mal de Bright ;

2° Nous nous demanderons quelle est la fréquence de ces manifestations, chez quels sujets elles peuvent survenir, et quelles en sont les causes ordinaires :

3° et 4° Nous examinerons quelles sont les lésions que l'on a pu relever dans les circonstances qui nous intéressent et comment ces modifications anatomiques peuvent déterminer le pissement de sang et la douleur ;

5° Nous aurons à voir quelles peuvent être les difficultés

du diagnostic et de quelle façon dans la plupart des cas il est possible de les surmonter.

6° Nous nous demanderons quel peut être l'avenir d'un brightique qui présente des mictions sanglantes ou des crises douloureuses.

7° Enfin le traitement, sous ses deux importantes formes, médicale et chirurgicale, fera l'objet d'un dernier chapitre.

Monsieur le Professeur Tédenat a bien voulu nous communiquer quelques observations personnelles pour les ajouter à celles que nous avions recueillies pendant notre internat dans son service. Nous l'en remercions bien vivement.

Mais quelle gratitude ne lui devons-nous pas pour toute l'affection bienveillante qu'il n'a cessé de nous témoigner pendant les deux années si profitables où nous avons eu l'honneur d'être son interne, pour toutes les preuves d'amical intérêt qu'il a bien voulu nous donner en des circonstances nombreuses et très diverses ! Qu'il nous permette de lui dire ici simplement et du fond du cœur que nous en sommes depuis longtemps vivement touché et qu'il peut compter sur notre très vif et très respectueux attachement.

MM. les professeurs agrégés Rauzier, Lapeyre et Jeanbrau ont bien voulu nous guider dans la préparation des concours. C'est grâce à leur enseignement, à leurs conseils, à leur encouragement, que nous sommes arrivé à l'Internat. C'est dire combien est grande la dette de reconnaissance que nous avons contractée envers eux. Nous ne l'oublierons pas de sitôt.

Notre ami le docteur Malbois qui, dans les mêmes circonstances, fut aussi pour nous un guide précieux, voudra bien prendre sa part de ces remerciements.

Dans les hôpitaux, nous avons encore été successivement

l'externe ou l'interne de M. le Médecin principal Balbon, de MM. les professeurs Grynfeltt, Forgue, Estor, Grasset, Vallois, Truc, Carrieu. Chacun d'eux nous a réservé, dans son service, l'accueil le plus bienveillant. Notre passage auprès de chacun de ces Maîtres a été très fructueux pour notre instruction clinique. Nous leur adressons ici l'expression de notre profonde gratitude.

Qu'il nous soit permis d'adresser aussi un souvenir ému à l'Internat, aux camarades d'autrefois et d'aujourd'hui, au milieu desquels nous avons passé les plus belles années de notre jeunesse. Il a fallu des circonstances exceptionnellement heureuses pour atténuer notre regret de les quitter.

Enfin notre pensée se reporte vers des amis qui, pendant notre Internat et déjà même bien avant, ont su prendre et conserveront une grande place dans nos affections. Il nous paraîtrait indiscret d'imprimer leur nom. Au reste, ils sauront bien se reconnaître.

CHAPITRE PREMIER

Allure clinique de l'hématurie et de la néphralgie, au cours du mal de Bright.

Nous n'avons pas dessein d'étudier ici la symptomatologie complète de la néphrite chronique, quelque intéressantes que soient la multiplicité et la diversité des formes qu'elle peut revêtir, même dans les salles de chirurgie. Ce qui nous importe surtout, c'est l'allure générale des *hématuries* et des *néphralgies*, que nous considérons comme fréquentes et importantes dans cette maladie. Nous tâcherons de mettre ces deux symptômes bien en lumière, de montrer combien il a pu être facile de les mal interpréter et combien on a dû méconnaître de néphrites chroniques que venaient traduire seulement la douleur ou l'hématurie.

Mais nous aurons l'occasion d'indiquer, chemin faisant, *quelques autres manifestations* qui, pour être moins fréquentes, n'en ont pas moins une physionomie bien particulière, peuvent, dans quelques cas, revêtir une allure dramatique, et sont, pour le clinicien averti, l'occasion de songer au mal de Bright ; nous voulons parler de certaines localisations d'œdèmes que nous envisagerons plus loin.

L'*Hématurie* ou « pissement de sang est l'émission simultanée de sang et d'urine » dit Jeanselme (art. Hématurie *in Traité de médecine et de thérapeutique*, de Brouardel et Gilbert, t. V. p. 565).

Il serait oiseux d'énumérer les diverses maladies dans lesquelles on peut la rencontrer et les différents caractères qu'elle y revêt. Voyons tout de suite sous quel aspect elle se présente dans le seul cas qui nous intéresse : la néphrite chronique.

C'est souvent à la suite d'un coup de froid, d'une fatigue, plus souvent encore sans cause apparente, qu'un individu, jusque-là bien portant ou ayant présenté quelques petits signes de brightisme, s'aperçoit pour la première fois qu'il pisse du sang.

Quoi qu'il en soit des circonstances étiologiques, que nous examinerons au chapitre suivant, l'urine émise peut revêtir des aspects très différents.

Tantôt elle présente à peine une légère teinte rouge uniforme, survenant à de rares intervalles, et il faudra même dans quelques cas l'examen microscopique du caillot centrifugé pour révéler la présence de globules rouges. C'est le cas du malade de Tiffany (*Ann. of. Surgery*, 1889). Tantôt la coloration est beaucoup plus franche, ne permet pas d'hésitation et pourrait même en imposer pour du sang pur. C'est ce que l'on constatait chez les malades de Demons (12e Congrès français de chirurgie, 1898), de Pope (*The Lancet*, 1889, p. 1329), de Pousson (*Annales des maladies des organes génito-urinaires*, juin 1902). Il nous serait facile de multiplier les exemples. Notre malade de l'Observation II nous affirmait qu'il urinait du sang pur, mais on sait combien il suffit d'une faible quantité de sang mélangé à un liquide comme l'urine pour donner cette illusion à un esprit peu informé.

En d'autres circonstances, la miction donne lieu à un liquide beaucoup plus foncé, lie de vin ou café, ainsi qu'il est relaté dans l'Observation de Sabatier (*Revue de chirurgie*, 1899, p. 62) et dans deux observations de Spanton (*Association médicale britannique*, août 1901). Les urines peuvent être boueuses, épaisses et permettent de penser à une tumeur maligne de la vessie: tel est le cas de notre malade de l'Observation III; — souvent aussi elles contiennent des caillots cylindriques plus ou moins semblables à de petits vers qui traduisent le passage du sang à travers les uretères dont ils représentent le moule; la constatation de ces caillots dit assez que l'hémorragie vient du rein ou tout au moins de la partie supérieure de l'arbre urinaire; — d'autres fois les caillots ont une forme quelconque (Observation déjà citée de Sabatier); ils restent accumulés dans le bas-fonds de la vessie dont ils épousent la configuration, et où les révèle l'examen cystoscopique ou la taille hypogastrique. Tels sont les cas d'Albarran (*Annales des maladies des organes génito urinaires*, 1898), de Pousson (*Bulletins et Mémoires de la Société de chirurgie*, 1898) ; — de Demons, déjà cité). On conçoit qu'ils puissent, dans quelques circonstances, rares à la vérité, devenir une cause de rétention mécanique ; aussi voit-on de temps en temps que l'arrêt de la miction pendant quelques heures est suivi de l'expulsion d'un caillot allongé qui a pu se mouler dans l'urèthre.

L'hématurie se répète-t-elle souvent dans le cours d'un même mal de Bright? On ne peut à cet égard donner de formule univoque. On a vu des malades présenter un très petit nombre de mictions sanglantes ou même une seule, qui avaient plus tard d'indéniables signes de brightisme, donnant ainsi une explication étiologique suffisante de leur hématurie ; toutefois ces faits sont l'exception, et il est habituel de constater le retour du sang dans l'urine à des intervalles plus ou moins lointains. On peut voir, par exemple, pendant plusieurs jours consécutifs, des urines claires alterner avec des urines foncées, ainsi qu'on put le constater chez notre malade de l'observation V; ce serait même là, pour M. Guyon, un signe presque pathognomonique d'hématurie rénale.

D'autres fois, les crises hématuriques apparaissent à des

périodes beaucoup plus espacées et sous l'influence de causes constantes. C'est ainsi que le malade de Lannois (*Lyon Médical*, 20 décembre 1891, page 546) pissait du sang chaque fois qu'il accomplissait une marche un peu prolongée ou qu'il se livrait à un exercice fatigant à l'Ecole de Joinville-le-Pont.

Enfin, il est des cas où les n.ictions sanglantes ne reviennent qu'à plusieurs mois ou plusieurs années d'intervalle, et peuvent se montrer sous les prétextes les plus futiles. Il n'est pas rare aussi qu'elles deviennent de plus en plus abondantes comme chez ce malade dont Rafin rapporte l'histoire (*Lyon Médical*, 12 avril 1903) et qui, ayant compté le nombre de jours où il avait uriné rouge depuis le commencement de sa maladie, avait trouvé : 11 jours en 1894 — 38 jours en 1895 — 35 jours en 1896 — 40 jours en 1897 — 55 jours en 1898 — 62 jours en 1899 — 136 jours en 1900 et presque continuellement en 1902.

L'abondance et la répétition des hématuries sont un peu exceptionnelles dans ce fait. Toutefois, nous avons pu relever un certain nombre d'observations, où le pissement de sang avait persisté avec une intensité variable, pendant des mois et des années. Dans l'observation de Pousson, que nous reproduisons plus loin, il s'agit d'un malade qui, depuis huit semaines, urine du sang à chaque miction (Pousson, *Annales des maladies des organes génito-urinaires*, juin 1902.) Un autre de ses malades (*Bulletin et mémoire de la Société de chirurgie* 1898) avait présenté, pendant plusieurs mois, des hématuries considérables avec caillots. Dans le cas de Keersmœcker (*Annales de la Société belge de chirurgie*, 15 décembre 1897) l'hématurie rénale dure deux ans et demi — deux ans, six mois et dix jours dans celui de Pope (*The Lancet*, 1889, page 1329) — 4 ans dans celui d'Oliver (*International clinics*, octobre 1895). Notre malade de l'observation V

avait pissé rouge pour la première fois le 4 juillet 1899 et
rentrait dans le service de M. le professeur Tédenat pour les
mêmes accidents en novembre 1901.

On conçoit que, dans ces conditions, le grand nombre des
hématuries ou l'abondance de chacune d'elles puissent grave-
ment compromettre les jours du malade et créer des anémies
inquiétantes. Pousson, Demons (déjà cités), Piqué et Reblaud
(*Congrès de chirurgie*, 1895), et bien d'autres, rapportent des
faits où les rapides progrès de l'anémie contraignirent le
chirurgien à intervenir. On voit combien peuvent être
sournoises et capricieuses les hématuries du mal de Bright;
l'on conçoit qu'en présence de ces symptômes le diagnostic
puisse s'égarer vers d'autres hypothèses comme le cancer ou
la tuberculose du rein.

Après ce que nous venons de voir, il nous paraît exagéré
d'admettre, avec beaucoup de classiques, que les mictions
sanglantes dans les néphrites chroniques sont rares, de peu
de durée, correspondant à des poussées congestives exceptionnelles et passagères. Il ne nous est guère possible de
partager l'opinion d'Hamel (Thèse de Paris, 1897), suivant
lequel elles ne récidiveraient pas. Les exemples que nous
avons donnés dans les pages précédentes, et que nous aurions
pu multiplier, sont assez démonstratifs à cet égard. Mais si
ces opinions ont été courantes et généralement acceptées
jusqu'à ces dernières années, c'est que l'on rejetait de parti
pris du cadre des néphrites chroniques toute hématurie un
peu abondante ou fréquemment répétée. L'analyse clinique
un peu attentive de beaucoup d'observations démontre que
l'on pourrait peut-être rejeter sur le mal de Bright bien des
hématuries qui avaient été qualifiées de névropathiques,
essentielles ou hémophiliques. N'est-ce pas le cas pour cette
malade de Senator (Société de Médecine de Berlin, 17
septembre 1890), dans le rein de laquelle Israël releva des

lésions de néphrite interstitielle et qui avait pourtant été regardée comme une hémophile en raison des antécédents héréditaires ?

La malade de Broca, qui avait des cylindres dans son urine (*Annales des maladies des organes génito urinaires*, 1894) et surtout celle de Sabatier (*Revue de Chirurgie* 1889, page 62) étaient-elles bien uniquement nerveuses, puisque, dans le rein de cette dernière, on trouva « quelque peu d'inflammation conjonctive sans aucune tendance à la suppuration mais déterminant plutôt de la sclérose ? »

Quant aux hématuries essentielles, elles sont encore plus rares, et l'on n'a, pour être édifié à cet égard, qu'à lire le rapport de Malherbe et Legueu déjà cité, où ils examinent les cas d'hématuries prétendues essentielles où l'examen aurait été fait et qu'ils résument ainsi : « Dans tous ces cas, on a constaté des lésions, et la constatation de ces lésions enlève à l'hématurie essentielle sa raison d'être. On peut classer en cinq groupes les hématuries de cette catégorie. Ce sont : 1° des hématuries par lithiase ; 2° des hématuries par tuberculose ; 3° des hématuries par sclérose ; 4° des hématuries par rein mobile ; 5° des hématuries de la grossesse. » (*Compte rendu de l'association française d'urologie*, 1899, page 34).

Les hématuries des brightiques peuvent donc survenir insidieusement et sans aucune manifestation douloureuse ; cependant il est des cas où elles s'accompagnent de souffrances plus ou moins vives : les observations ne manquent pas. Nous rappellerons simplement celle de Broca (*Annales des maladies des organes génito-urinaires*, 1894, page 881) et celle de Sabatier, que nous rapportons plus loin, comme plus particulièrement démonstratives.

Il est aisé de concevoir que la simple migration de caillots hématiques à l'intérieur de l'uretère peut provoquer des

crises douloureuses au même titre que les calculs ou des
débris de formations tuberculeuses ou néoplasiques . — Mais
cette explication ne peut convenir à tous les cas, et l'on est
obligé d'invoquer alors un autre mécanisme. Si l'on songe à
la poussée congestive et à l'augmentation de volume du rein
que l'on a pu constater dans bien des circonstances; si l'on
songe aussi à la sédation de la douleur qu'amène l'incision
du rein, on sera porté à admettre que la distension de la
capsule du rein par la glande hypertrophiée doit expliquer
bien des cas de douleur rénale.

Mais quelle qu'en soit la genèse, la *néphralgie* n'en est pas
moins un symptôme important qui, sous ses différents
aspects, peut résumer à lui seul toute l'histoire clinique de
la maladie.

Cette manifestation est quelquefois passagère et peu intense,
apparaissant spontanément ou à la suite d'un coup de froid
ou d'une fatigue même légère. Notre malade de l'observation II souffrait par intermittences, même en dehors des
moments où il pissait le sang. Dans d'autres cas, elles sont
à peu près constantes, et durent plusieurs années avec des
paroxysmes qui peuvent être très violents. Nous pouvons
citer deux observations de Ferguson, dans lesquelles la
douleur se continua plus ou moins intense, deux ans et trois
ans.

Les voici telles que nous les avons traduites dans le résumé
qu'en donne Guitéras. (*New-York Medical Journal*, 1902,
p. 847).

Premier cas. — Exposition au froid suivie de douleur du
rein gauche pendant 3 ans. Pas d'albuminurie mais urines
rares et cylindres hyalins. Le rein est découvert et décap-
sulé. On avait soupçonné un calcul de rein. L'examen pathologique révéla une néphrite chronique interstitielle. Guérison.

Deuxième cas. — Douleur chronique dans le rein droit pendant deux ans. Exacerbations aiguës. On soupçonna une infection du rein. Pas d'albumine. Décapsulation suivie de la disparition de la douleur (Ferguson, *Medical Standard*, juin 1901).

Une malade de Guitéras *(loco citato)* souffrait depuis plusieurs mois dans le ventre et les reins.

Enfin une de nos malades (Obs. I) présentait depuis plusieurs années une douleur lombaire qui résistait à toutes les médications, qui avait donné lieu à tous les diagnostics et qui était due à une néphrite parenchymateuse chronique constatée au moment de l'opération.

Les douleurs accusées par cette malade révélaient une intensité remarquable. Nous retrouvons cette violence dans un certain nombre d'observations où les phénomènes douloureux ont suffi à justifier l'intervention chirurgicale, comme chez la malade de Tifany, citée plus loin (*Ann. of Surgery*, 1889), qui voulut être soulagée à tout prix.

Mais il n'en est pas toujours ainsi, et le malade de l'obs. V observé aussi dans le service de M. le Professeur Tédenat, souffrait très modérément et sentait à peine son rein De même, dans l'obs. VIII, communiquée par M. le Professeur Tédenat au Congrès d'urologie de 1899, le sujet éprouvait des douleurs lombaires sourdes et assez vagues, exagérées par la marche, comme chez la malade de Pousson, dont nous recopions plus loin l'observation.

Enfin, les sensations pénibles peuvent n'être provoquées que par la pression (Obs. LXII de la thèse de Le Nouëne, Paris, 1903, p. 225, et chez le malade que cite Reginald Harrison (*Brit. Med. Journal*, 1901, p. 1126, dont l'observation nous paraît assez typique à tous égards, pour que nous la traduisions ici :

« *Troisième cas.* — Ce cas est un de ceux qui proviennent de mes observations de 1893. C'était celui d'une femme de 44 ans qui, une année auparavant, avait eu de temps à autre de légères hématuries. De temps à autre aussi on trouvait de l'albumine dans les urines. Peu de temps après que je la vis, elle fut sérieusement atteinte par l'influenza, qui fut suivie d'une aggravation des symptômes rénaux. Elle se plaignait de ressentir une douleur à la pression du rein gauche, et non seulement on trouva que l'albumine avait augmenté comme quantité, mais encore sa présence fut dès lors constante dans l'urine. Comme elle croyait avoir expulsé un calcul quelques mois auparavant, je jugeai qu'il y avait indication à explorer le rein, ce qui fut fait, en effet. M. Durham vit la patiente en consultation avec moi.

Le rein gauche était augmenté de volume et comme distendu, mais l'incision et l'exploration avec le doigt ne firent pas trouver de calcul. L'urine drainée contenait du sang, et cela dura une quinzaine environ après la fermeture de la plaie; maintenant la malade se sent assez bien et l'urine est normale. »

Il nous serait facile de multiplier les exemples. Ce que nous en avons dit suffira, pensons nous, à bien montrer que la douleur au niveau des reins, quelle que soit sa durée ou son intensité, ne doit pas constamment être attribuée à de la lithiase ou à du cancer des voies urinaires; le mal de Bright peut parfaitement en être responsable, sans que l'on ait à invoquer l'hystérie ou même ce tempérament névropathique marqué invoqué par Lancereaux. (*Leçons Cliniques*, Paris, 1891.)

Néanmoins, il faut bien reconnaître que cette allure hématurique ou néphralgique des néphrites chroniques accroît singulièrement les difficultés de leur diagnostic. Encore, est-il possible de constater des cas où le mal de Bright revêt des apparences plus singulières et plus susceptibles d'égarer le clinicien.

Tel est le fait qu'a bien voulu nous communiquer M. le professeur Tédenat et que nous rapportons plus loin (obs. VI) : c'était un malade envoyé en chirurgie pour infiltration d'urine et qui n'avait autre chose qu'un œdème brightique localisé aux organes génitaux externes.

L'intervention du chirurgien se borna à instituer un traitement médical qui eut plein succès. Dans une observation de Pousson (*Annales des maladies des organes génito-urinaires*, juin 1902), nous relevons un cas moins net mais où l'œdème du scrotum atteignait le volume d'une tête d'adulte. Ces faits se voient assez souvent en clinique quand ils coexistent avec de l'anasarque. Il serait banal de rappeler ces œdèmes localisés et quelquefois fugitifs, tantôt viscéraux, tantôt sous-cutanés, qui sont une des particularités si curieuses du mal de Bright et sont connus depuis longtemps. Cependant, en pratique, ils peuvent souvent passer inaperçus ou donner lieu à des interprétations erronées. Combien de néphrites demeurent inconnues, au moins pendant de longues années, parce qu'elles se traduisent simplement par des œdèmes laryngés qui, à la vérité, peuvent produire des accidents de suffocation mais qui peuvent aussi ne pas attirer l'attention parce qu'ils sont localisés à une seule corde vocale et ne font qu'un peu de raucité passagère. D'autres fois encore l'inflammation chronique du rein se traduira par un peu d'œdème dur du palais et des amygdales comme dans une observation intéressante de Partzwski, de Moscou (*Progrès Médical*, 16 janvier 1897). Il faudra une certaine sagacité clinique pour rapporter ces symptômes fugitifs à leur vraie cause. D'autres fois, ce sera une infection aiguë qui, d'apparence bénigne, prendra tout à coup sous

l'influence du mal de Bright, une allure grave et souvent
mortelle.

Ajoutons que le clinicien n'a souvent, pour venir à son
aide, aucun de ces petits signes du brightisme trop connus
pour que nous songions à les rappeler, que l'on est habitué
à rencontrer soit isolément, soit en faisceau bien caractéris-
tique chez les malades dont le rein présente de l'inflammation chronique.

L'albuminurie elle-même, qui paraît si étroitement inféo-
dée à l'altération du rein, peut faire complétement défaut,
ainsi que l'a constaté Dieulafoy chez 60 malades examinés
par lui, et qui présentaient cependant des accidents d'urémie. Au reste, l'étude des rapports qui existent entre l'albuminurie et les lésions rénales n'est pas encore complétement
faite, semble-t-il, et la néphrite sans albuminurie n'est pas
rare. Cette notion est acceptée depuis assez longtemps déjà
(Gerhardt, Dieulafoy), mais il n'est pas certain que l'albuminurie sans néphrite soit aussi fréquente qu'on le dit, et
quelques malades (tel celui dont M. Tédenat rapporte l'histoire au Congrès d'Urologie) meurent d'accidents urémiques, qui avaient toute leur vie présenté des traces d'albumine dont on ne s'était pas inquiété sous prétexte que l'état
général se maintenait bon. Cette apparence de parfaite
santé au cours d'une néphrite chronique se voit chez bien
des gens et constitue un écueil pour un diagnostic précis.

On voit donc combien il est imprudent en clinique de se
faire des schémas dont on ne veut pas se départir ; c'est com-
mode, mais inexact et dangereux. Il ne faut pas attendre que
les maladies viennent se placer dans les cadres que nous
leur avons tracés à l'avance, surtout quand il s'agit d'affections aussi protéiformes que le mal de Bright. Pour le clinicien avisé, un pissement de sang, une crise de néphralgie,
l'apparition fugitive d'un œdème localisé, surtout si ces

symptômes vont avec un peu de pollakiurie, d'hypoazoturie, d'albuminurie même à peine marquée et passagère, seront des indices suffisants pour orienter le diagnostic vers le mal de Bright. Il serait imprudent, répétons-le, d'attendre au grand complet le tableau symptomatique que décrivent les livres classiques au chapitre de la néphrite chronique interstitielle ou parenchymateuse.

CHAPITRE II

Etiologie

Est-il possible de préciser les circonstances où semblent surtout se produire les hématuries et les néphralgies, et la fréquence avec laquelle on peut les rencontrer dans les formes chroniques de la néphrite? Nous verrons que cela n'est pas toujours facile. Nous essayerons cependant d'en donner une idée.

Pour ce qui est de la *fréquence*, nous devons faire remarquer d'abord que l'attention des cliniciens, ainsi que nous l'avons dit, n'a été sérieusement attirée de ce côté que depuis peu de temps. D'autre part, ainsi que le font remarquer Malherbe et Legueu, un certain nombre d'observations publiées n'ont pas eu le contrôle anatomique, et, quelle que soit en cette matière l'importance de l'observation clinique, elles n'en restent pas moins, pour les statistiques, un peu sujettes à caution. Cependant, en recueillant tous les faits que nous aurons l'occasion d'énumérer au cours de ce travail, on obtient un groupe assez important pour que ces manifestations ne puissent être considérées comme une rareté. Quant à établir une statistique précise, les observations sont encore trop éparses et trop récentes; les chiffres auraient grandes chances de ne pas rester vrais.

Quelles sont maintenant les circonstances étiologiques où l'on voit apparaître le pissement de sang ou les douleurs lombaires au cours du mal de Bright? Parmi les *causes prédisposantes*, non de la néphrite chronique elle-même, mais de l'hématurie ou de la néphralgie au cours du mal de Bright, la notion de l'âge est importante.

Le nombre de malades jeunes est beaucoup plus grand que ne semblerait le faire prévoir le diagnostic de néphrite chronique. Cependant, sur les 35 observations de mal de Bright hématurique ou néphralgique que nous avons pu relever, et qui donnaient l'âge des malades, 28 fois il s'agissait de sujets de moins de 40 ans, — 17 fois ils avaient moins de 30 ans et 8 fois moins de 20. — Sur nos 5 malades, 4 n'ont pas 40 ans, — une n'a pas 30 ans, et le dernier a 17 ans. A quoi peut-on attribuer cette particularité qui étonne d'abord? Probablement à ce fait sur lequel Gerhardt de Berlin appelait l'attention au Congrès de Moscou (1897) et que nous avons souvent entendu répéter à M. le professeur Tédenat, c'est que l'arthritisme est souvent méconnu chez les jeunes. Bien des gens apportent en naissant une tare héréditaire qui les achemine très tôt vers la sclérose et en fait des arthritiques précoces, surtout quand ils ont des antécédents comme ce malade de Edebohls (*Medical Record*) âgé de 25 ans, dont le père, la mère et une sœur étaient tous brightiques. — Notre jeune malade de l'observation II est fils de rhumatisants. Le sexe a aussi une certaine importance, car les malades dont nous avons pu lire l'histoire sont des femmes dans la proportion de 64 p. 100.

La femme, en effet, paraît, de par la grossesse, exposée à des congestions rénales, au même titre que les congestions viscérales provoquées par la pression qu'exerce l'utérus gravide. Ces rapports entre les hématuries et la compression du rein par une néoformation abdominale physiologique ou pathologique ne sauraient être mieux démontrés que dans l'observation suivante, communiquée par M. le professeur Tédenat à l'Association française d'urologie de 1899.

« Homme de 60 ans, sans antécédents pathologiques. Depuis 6 mois, vagues douleurs dans le flanc gauche. Il y a 6 mois, hématurie totale à toutes les mictions, avec de courtes disparitions de sang. Depuis un mois, un peu de pus mêlé au sang qui forme un léger dépôt dans l'urine. Le malade va à la selle, bien qu'un peu constipé, et les fèces ne contiennent ni sang ni pus. Depuis trois mois une tumeur existe sous le flanc gauche. Elle est du volume des deux poings, mobile dans le sens transversal. On peut la refouler sous les fausses côtes. Comme elle présente l'aspect, le siège, le ballottement des tumeurs rénales, je conclus à une pyo-néphrose. Je trouve une tumeur épithéliomateuse de la partie inférieure du côlon descendant. Le méso-côlon est infiltré et forme une masse qui comprime le rein, qui est abaissé.

Résection du néoplasme. Néphrorrhaphie. Le rein paraît sain. Guérison rapide. Le malade vécut neuf mois et ne présenta jamais plus ni pus, ni sang dans son urine. »

Dans l'observation de Pousson, que nous donnons plus loin, nous relevons la présence d'un fibrome utérin et d'une grossesse de 3 mois qui ne furent sans doute pas étrangers à l'apparition des hématuries. Enfin, notre malade de l'observation IV présenta au moins, pendant la première moitié de sa grossesse, des hématuries abondantes et souvent répétées. Peut-être faut-il faire intervenir, outre la congestion, l'action toxique qui agit sur le rein pendant la grossesse comme elle agit au cours des maladies infectieuses.

Les *causes occasionnelles* sont encore plus nettes, au moins dans certains cas, et au premier rang des circonstances qui peuvent provoquer les douleurs lombaires et

plus encore l'hématurie du mal de Bright, nous citerons
le froid. C'est très net pour le sujet de notre observation II— de même que pour cet autre malade dont parla
M. le professeur Tédenat à l'Association française d'Urologie de 1899.

«Georges G..., 23 ans, fortement constitué, hérédité arthritique (rhumatismes noueux chez la mère et un frère
aîné). Rougeole grave à 12 ans. Le 3 mai 1873, à la suite
d'une ascension d'une montagne de 1,200 mètres, le corps
en sueur, G. G. reçut une pluie froide et resta deux heures
avec ses habits mouillés. Dans la soirée, frisson, pesanteur
lombaire. Dès le lendemain matin, toute l'urine est teintée
de sang. L'hématurie avec léger dépôt dure deux jours ; les
douleurs lombaires avec vagues irradiations vers l'aine
persistent pendant 5 ou 6 jours avec douleurs sourdes dans
les membres. En décembre 1874, étant externe dans le service de Desnos, G. G. trouve une notable proportion d'albumine dans son urine, qu'il analysait comme un type d'urine
d'un sujet bien portant. Les analyses sont souvent répétées
pendant 3 ans, toujours de l'albumine. Mon ami fait sa thèse
(1876) sur son cas et l'intitule : « de l'Albuminurie latente »
pour la simple raison qu'il n'éprouvait aucun trouble de
quelque importance dans sa santé. En janvier 1877, hématurie pendant 2 jours, totale, à toutes les mictions : quelques jours après, violentes douleurs dans les globes oculaires, diminution rapide de la vision par hémorragies ré-
tiniennes.

Depuis cette époque, de temps en temps, courtes hématuries, accidents divers de brightisme.

En novembre, mort rapide par hémorragie intestinale.»

Le malade de Spauton (*Assoc. médicale britannique*, août

1901) prend froid en conduisant une voiture et pisse du sang. Celui de Ferguson, que nous avons déjà cité au chapitre précédent, s'expose au froid et éprouve des douleurs dans le rein gauche pendant trois ans. Celui de Pope (*The Lancet*, 1889, p 1329) se trouve mieux en été qu'en hiver. Il nous paraît inutile de multiplier les exemples.

La fatigue se retrouve souvent aussi à l'origine des symptômes qui nous intéressent. Les faits de ce genre abondent. Indiquons simplement celui de Spanton (*loco citato*) où les douleurs et les hématuries apparurent après un exercice à la barre fixe.

Citons aussi ces faits intéressants de M. le Professeur Tédenat (*Assoc. française d'Urologie*, 1899), où se manifeste bien l'action congestive de certaines substances toxiques pour le rein : la térébenthine et les asperges.

«Au mois de mai 1886, je fus consulté par un homme de trente ans, souffrant depuis plusieurs années de douleurs articulaires tenaces. Quelques jours auparavant, à la suite d'une friction de tout le corps avec l'essence de térébenthine, il avait eu une hématurie qui dura deux jours, accompagnée de violente céphalée. L'examen de l'urine y fit découvrir : polyurie (2 500 grammes, albumine 0ᵍᵣ 40 par litre); quelques cylindres granuleux. Le malade fut mis au régime lacté, aux frictions sèches sur tout le corps. Un mois plus tard, la quantité d'urine oscillait entre 1,500 et 2,000 gr. Traces d'albumine, pas de cylindres. J'ai revu le malade à plusieurs reprises : le moindre écart de régime augmente la quantité d'albumine et fait apparaître quelques cylindres. En mai 1895, au cours d'un ictère intense qui dura une quinzaine de jours, l'urine a contenu pendant une journée de notables quantités de sang, colorant d'une façon uniforme toute l'urine émise et formant une mince couche au fond du

vase. Le teint est pâle, le pouls tendu, bondissant, redouble-
ment du premier bruit à la pointe. Cet homme est un brightique à lésions probablement peu avancées. »

« Homme de 55 ans, sans antécédents héréditaires. Syphilis
à 21 ans, sans manifestations graves et bien soignée. Depuis
7 ou 8 ans, accidents dyspeptiques légers mais fréquents. Le
3 juin 1993, je fus appelé auprès de ce malade, qui depuis
deux jours rendait des urines chargées de sang dans leur
totalité. Les mictions étaient à peine un peu plus fréquentes
qu'à l'ordinaire. Il existait une pesanteur lombaire peu
pénible. Pouls peu tendu, vibrant, à 80 ; rien au cœur. Je
conseillai le régime lacté absolu, de l'eau de Vichy, le
maillot humide pendant une heure matin et soir.

Le lendemain soir, l'urine était encore teintée, mais faible-
ment. Le traitement fut continué, et 5 jours après mon client
reprit la nourriture ordinaire. Le 25 juin, nouvelle hématurie sans cause provocatrice nette. Elle dura trois jours ;
je fus frappé de l'odeur désagréable de l'urine. Elle indiquait
que le malade mangeait des asperges. Il m'avoua qu'il s'en
bourrait à chaque repas. J'en ordonnai la suppression,
conseillai le régime lacté pur. Tout rentra dans l'ordre.
Trois analyses faites en juillet et août révélèrent des traces
d'albumine dans l'urine, rendue à la quantité moyenne de
1,800 grammes, avec 16 grammes d'urée totale.

Tenant compte de la syphilis, je conseillai 15 frictions mer-
curielles, qui furent faites du 8 au 22 septembre. L'iodure
de potassium fut pris à la dose de 3 grammes par jour,
pendant tout le mois d'octobre. L'état des urines ne fut en
rien modifié. Presque à toutes les analyses qui en furent
faites, on constata des traces d'albumine. La santé générale
restait bonne, le malade se soumettant d'ailleurs à un
régime assez sévère (lait, légumes, viandes bouillies), prenant

des bains chauds fréquents, faisant des frictions sèches tous les matins.

Au printemps suivant, une nouvelle hématurie peu abondante dura trois jours, à la suite d'abus d'asperges. Mon client a, depuis, abandonné cet aliment et n'a plus eu d'hématuries. Son urine contient toujours quelques traces d'albumine, la santé reste bonne, grâce au régime sévère suivi (octobre 1898), et il n'existe aucun symptôme de brightisme. »

« J'ai observé chez un confrère, âgé de 55 ans, arthritique, la présence de grandes quantités d'albumine à la suite d'abus des asperges. Son fils, un de mes collègues les plus distingués à l'Internat des Hôpitaux de Lyon, a souvent fait l'examen de l'urine. Il trouvait fréquemment des traces d'albumine. Elle augmentait chaque fois que les asperges étaient absorbées pendant plusieurs jours. Notre confrère présenta, à 70 ans, quelques accidents brightiques et succomba à 78 ans à un œdème aigu du poumon. »

Ces faits sont à rapprocher, au moins au point de vue pathogénique, de ceux où, comme chez le malade de Pope (*The Lancet*, 1889, p. 1329), l'hématurie redouble après des excès d'aliments et de boissons. Enfin, il est des cas nombreux où l'enquête étiologique demeure vaine, comme chez notre malade de l'obs. V, qui urine rouge pour la première fois en se levant, après une sieste.

CHAPITRE III

Anatomie pathologique.

Les reins, dont l'inflammation chronique s'est manifestée par des hématuries ou par de la douleur, offrent à l'examen microscopique ou histologique les lésions que l'on est habitué à rencontrer dans le mal de Bright. On sait qu'elles sont nombreuses et variées : nous en indiquerons seulement les grands traits, pour nous arrêter un peu plus longtemps sur quelques particularités que nous avons pu relever dans la plupart des observations, et sur lesquelles, semble-t-il, on n'insiste pas assez d'ordinaire.

Et d'abord on peut trouver les lésions des néphrites diffuses, à prédominance parenchymateuse, avec un rein hypertrophié, de couleur pâle, qui se laisse facilement décortiquer. C'est le gros rein blanc. La coupe montre une substance corticale claire et augmentée d'épaisseur, de couleur jaunâtre ou blanc mat, et une substance médullaire violacée. Le microscope révèle la tuméfaction de l'épithélium des tubes contournés et l'inflammation des cellules des glomérules. Le stroma interstitiel, au contraire, est peu atteint. Si la maladie est déjà ancienne, il y a de l'atrophie du rein avec des modifications scléreuses qui se traduisent par les petites granulations de la néphrite tubéreuse.

Mais souvent ces transformations scléreuses du tissu conjonctif constituent presque toute la lésion et réalisent le type de la néphrite-interstitielle. C'est alors un rein petit dont la capsule est très adhérente, l'écorce très atrophiée, où se perçoivent déjà à l'œil nu et mieux encore au microscope, de larges bandes de tissu conjonctif, oblitérant les glomérules et étouffant les tubuli contorti. En même temps s'observent les lésions d'endopériartérite qui vont si fréquemment avec les scléroses de tous les viscères et qui expliqueront la genèse de beaucoup d'hématuries.

Nous n'insisterons pas davantage sur ces lésions banales de toute néphrite chronique. On a discuté la question de savoir si les altérations de la néphrite étaient ou non bilatérales. D'après la plupart des auteurs, et Kummel l'a soutenu énergiquement (Congrès de la Soc. allem. de Chirurgie, 1902), la néphrite ne serait jamais unilatérale. Et il en est ainsi dans la plupart des cas ; il n'y a qu'à se reporter à nos obs. I et V pour voir que les malades présentèrent de la néphralgie et de l'hématurie, successivement au niveau de leurs deux reins. Cependant Malherbe et Leguen, dans leur rapport, donnent l'histoire de malades dont la néphrite était unilatérale, pensent-ils, puisqu'ils survécurent à la néphrectomie. Mais notre malade (Obs. V) ne survécut-il pas à la néphrectomie? Et cependant les mictions sanglantes ultérieures prouvèrent bien l'atteinte de l'autre rein.

D'ailleurs, ainsi que le fait remarquer Pousson, l'unilatéralité des lésions s'explique très bien par l'existence des néphrites parcellaires. Ce fait que des inflammations chroniques du rein peuvent évoluer avec des symptômes très graves et des lésions minimes, mériterait d'être mis davantage en lumière. Mohamed (*De quelques Formes cliniques de la maladie de Bright chronique, in Guy's hospital reports, 1879*) dit que, dans certains cas, on a constaté les modifications cardio-vasculaires de la néphrite, sans que l'on puisse, à l'autopsie, relever aucune lésion rénale. Bien plus, la mort, dit-il, survient plus souvent par affection d'un autre organe que par celle des reins, et alors, non seulement les malades meurent avec d'autres symptômes que ceux de la maladie rénale, mais la cause réelle de la mort est méconnue. Ces cas, à la vérité, ne sont pas très communs. Toutefois, dans notre observation V, les lésions constatées au microscope furent si minimes que l'on était parfaitement fondé, avant de connaître quelle devait être l'évolution ultérieure de la maladie, à mettre les hématuries sur le compte d'une production néoplasique. L'observation de Sabatier est aussi démonstrative. Elle est assez importante, en ce qui touche la clinique, l'intervention et l'examen microscopique. Nous y faisons assez souvent allusion pour que nous la rapportions ici, telle que nous la trouvons dans la *Revue de chirurgie* de 1889.

Néphralgie hématurique. — Néphrectomie. — Guérison.

OBSERVATION. — « Maizonnat Marie, 30 ans, tisseuse, est entrée le 1ᵉʳ octobre 1886 dans le service de clinique chirurgicale de M. le professeur Tripier (Hôtel-Dieu, salle Sainte-Anne, nᵒ 23.) M. le docteur Sabatier remplaç... lors M. le professeur en congé.

Antécédents héréditaires. — Nuls. Toutefois, parmi les dix sœurs ou frères de la malade, l'une d'elles, morte à vingt-un ans, toussait beaucoup, vomissait du sang noir, avait à la fin de ses jours une expectoration abondante et purulente.

Histoire de la malade. — Bonne santé pour l'enfance et la jeunesse.

A partir de 1878 et 1879, divers phénomènes pathologiques se produisirent dont la sévérité alla en croissant. Oppression inaccoutumée, œdème des membres inférieurs surtout marquée à droite, gonflement douloureux du flanc droit survenant par crises, tels furent les accidents qui obligèrent enfin la malade à entrer dans le service hospitalier. Trois séjours successifs dans le service de M. le professeur Tripier.

L'observation recueillie alors fut ultérieurement publiée dans la thèse de notre excellent ami, M. le docteur Monvenoux. Le lecteur pourra aisément s'y reporter. L'attention était portée du côté de l'analyse des urines et on recherchait dans ce liquide le bacille tuberculeux. Les urines, boueuses, grisâtres, couleur café au lait, très albumineuses, présentaient par le repos un dépôt blanc abondant. La quantité émise était très restreinte, la malade n'urinant que 100 grammes tous les deux ou trois jours.

L'analyse chimique donna 2 gr. 07 d'albumine par litre, et M. Mehu, de Paris, dressa d'autre part le tableau suivant :

Densité............. .... 1.009 à 9°
Urée....... ... . 6, 1
Matières grasses............ .... 3, 54

L'analyse microscopique faite au laboratoire de M. le professeur Cornil révéla la présence de nombreuses bactéries, mais nullement la présence du bacille tuberculeux.

6 avril 1885. — Nouveau séjour à l'Hôtel-Dieu. (Service de M. le docteur Clément, salle des troisièmes femmes fiévreuses.)

La malade continue à présenter les mêmes phénomènes (céphalée, vomissements très fréquents, état nauséeux permanent et surtout crises douloureuses, toujours localisées au flanc droit. La palpation éveille de la douleur au niveau du rein droit, mais l'on ne constate point de tumeur.

Urines foncées, brunes, hématuriques, albumineuses, émises en très petite quantité. Par le repos, formation d'un abondant précipité grumeleux, composé de cristaux de phosphate ammoniaco-magnésien, mictions très rares,

26 juin. Service de M. l'agrégé Perret, Hôpital de la Croix Rousse. (Salle Sainte-Clotilde, n° 14.

Persistance des symptômes signalés déjà, mais apparition de crises de coma tout à fait semblables à des accès d'urémie. Ce diagnostic fut porté avec d'autant plus de logique que les mictions étaient peu fréquentes et les urines altérées.

Ces attaques comateuses furent régulièrement combattues par des saignées.

16 août 1886. Service de M. le docteur Clément. (Hôtel-Dieu. Salle des femmes fiévreuses.)

On constate toujours les mêmes faits, des accès douloureux à intervalles variables dans la région du rein droit. La douleur violente nécessite de nombreuses injections de morphine. Chaque accès semble suivi d'une exagération de l'hématurie, puis le sang disparaît peu à peu à mesure que l'on s'éloigne de la crise, mais les urines laissent toujours néanmoins déposer un précipité sédimenteux très épais.

1er octobre. Une détermination paraissant urgente en raison des douleurs éprouvées, Marie Maizonnat, sur les conseils de M. le docteur Clément, est transférée dans une salle de chirurgie (clinique de M. le professeur Tripier, salle Ste-Anne, n° 23).

Les diagnostics jusqu'alors émis avaient été bien nombreux et peuvent se résumer en ce tableau synoptique :

Rhumatisme articulaire : tuberculose rénale ;

Péritonite tuberculeuse : urémie ;

Hémoglobinurie paroxystique ;

Nervosisme, simulation ;

Néphrite calculeuse.

15. Etat général satisfaisant, pas d'amaigrissement. Rien au poumon. Les sommets sont sains. Pas de toux, pas d'oppression. Rien au cœur. Digestions bonnes relativement, mais vomissements assez fréquents.

Etat local. — Douleur sourde, profonde, au niveau du rein droit. Cette douleur, unilatérale, rend le décubitus difficile du côté correspondant, la marche pénible, courbée en avant et à droite. La toux, les mouvements, l'exaspèrent. Cette sensation douloureuse du flanc droit est persistante mais de temps en temps traversée par des périodes d'augment ; environ deux fois dans un septenaire, quelquefois seulement tous les dix jours, survient une véritable crise avec irradiation vers la vessie et l'urèthre, vers le membre inférieur droit, vers le diaphragme et l'épaule droite. Ces crises, la malade les prévoit dès la veille par une sensation d'inappétence et de malaise général. Elles ont une durée moyenne de deux heures et diminuent progressivement. Pas de mouvement fébrile avant ou après. Aucune douleur du flanc gauche.

A l'examen de la région lombaire droite, on ne constate nulle déformation. Pas de tumeur, pas de signes de fluctuation, pas de dureté.

Mais la palpation provoque de vives souffrances entre les fausses côtes et l'ombilic. Le foie a son volume normal, et la vésicule biliaire n'est le siège d'aucune tuméfaction appréciable.

Etat de la miction. — Envies d'uriner fréquentes, nécessitant le cathétérisme depuis plus d'un an. Ce ténesme est constant, mais la malade toutefois ne se sonde que deux fois par jour.

Aussitôt après les crises, l'urine est trouble, chargée de sang et de mucus; elle se clarifie ensuite peu à peu. Jadis il y a eu de l'anurie pendant un ou deux jours ; maintenant la miction se fait régulièrement deux fois par jour, par le cathétérisme il est vrai.

La malade est sondée. On retire très peu d'urine. Une injection boriquée ne ramène aucune trace d'urine purulente. Jamais de calculs, jamais de gravelle.

Dans les premiers jours d'octobre 1886, à diverses reprises, on a fait examiner le liquide urinaire (laboratoire de M. le professeur Lépine). En voici le résultat :

Quantité	Urée	Densité
500	15,75	1018
600	16,25	—
750	18,75	—
600	17	—
450	22,50	—
600	18,50	1021

Les recherches montrèrent également la présence du sang, celle de l'albumine variant de 0,75 à 1 gramme par litre, l'absence au contraire de tout bacille tuberculeux.

En présence des renseignements sur l'état local et sur la teneur de l'excrétion rénale, le chirurgien dut établir son diagnostic.

L'idée de la tuberculose fut à priori rejetée.

La présence du sang en nature, et tel qu'on observait parfois de véritables caillots, nous fit également éloigner l'hypothèse d'une hémoglobinurie paroxystique. Il ne pouvait non plus être question d'une tumeur. Un calcul du bassinet obstruant d'une façon intermittente l'embouchure urétrale, expliquait bien, au contraire l'évolution par crises de douleurs, leur siège fixe et leur intensité, l'apparition du sang dans le liquide urinaire et ses variations de quantité, l'aspect troublé de l'urine quand le sang faisait défaut, la persistance d'un bon état général.

En définitive, jugeant avoir affaire à un calcul du rein, nous décidâmes d'intervenir.

16. — Spray dans la salle deux heures avant l'opération. Anesthésie à l'éther. La malade couchée sur le côté gauche, on fait saillir la région lombaire droite, soigneusement savonnée et lavée de solutions antiseptiques. Incision parallèle au rachis à 9 centimètres en dehors, allant de la dernière côte près de la crête iliaque. A ce nouveau changement brusque de la direction, l'incision dirigée en avant, parallèlement à la crête, prend ainsi la forme d'un L. On divise la peau, le tissu cellulaire sous-cutané, le plan musculo-aponévrotique. Arrivé dans le tissu cellulaire sous-péritonéal, on reconnaît en avant le côlon, en arrière le bord externe du carré des lombes et, correspondant à ce muscle, le bord externe du rein. Afin de permettre un examen plus facile, je me décide à réséquer la dernière côte sur une étendue de près de trois centimètres. Pendant e tte manœuvre, on aperçoit nettement la plèvre pariétale soulevée par les mouvements respiratoires. La résection étant pratiquée d'après la méthode sous périostée, le danger de l'ouverture de la plèvre est facilement écarté. Peu d'hémorragie. Ligatures au catgut.

On peut facilement alors explorer la région. Le rein a son volume normal.

Réfléchissant qu'un calcul peu volumineux, enclavé en un coin du rein, pouvait par là-même échapper à une recherche périphérique, je me déterminai à une néphrotomie exploratrice.

Le rein ouvert au bistouri le long de son bord externe, je pus introduire mon doigt et visiter le bassinet et les calices. Nul corps étranger, point de calcul. Deux raisons m'entraînèrent à effectuer la néphrectomie. L'incision du rein avait occasionné une hémorragie inquiétante : en outre, il y avait la possibilité de l'existence d'une lésion urétérale. La suppression du flot urinaire en amont devait supprimer les crises douloureuses et faire atrophier l'uretère.

Pour cette double cause, j'embrassai dans une anse unique l'uretère et les vaisseaux. Je dus toutefois poser une seconde ligature sur une artère aberrante qui abordait le rein par son extrémité inférieure. Ablation facile, sans hémorragie aucune. Suture de la paroi au catgut. Deux drains borgnes placés à la partie inférieure de la plaie.

17. La température vaginale monte le soir à 39°. Anorexie, le sommeil est procuré par les piqûres de morphine. Pas de ballonnement du ventre, douleurs vagues au niveau de la plaie et de la région hypogastrique, mais beaucoup moins violentes que celles éprouvées auparavant. Rien d'anormal au pansement.

Le sang contenu dans l'urine a presque complètement disparu.

18. Même état. T. : 38°4, m.; 37°5, s.

Urine : 500 gr. en 24 h.; Densité 1.025, Urée 17,50; Traces d'Albumine; Traces de sang; Un peu de bile.

Pour la première fois, depuis 18 mois, la malade a uriné sans le secours de la sonde.

19. T. : 38°5, m.; 39°9 s.

Cette température du soir était la plus élevée que la malade devait présenter. Le ventre cependant n'est pas ballonné et reste souple. Le faciès n'est pas grippé, mais il y a des vomissements bilieux. Douleurs modérées à la plaie. Mictions sans cathétérismes, plus de sang dans l'urine, ce liquide devient moins trouble, il se clarifie de plus en plus.

Vin de champagne, boissons glacées, opium.

20. T. : 39° m.; 39°7 s.

Etat général amélioré. Pas de vomissement, pas de péritonite.

Urine : 300 gr. en 24 heures; Densité 1.031; Urée 28; Traces d'Albumine; Sang inappréciable.

21. T. : 38°5 m.; 39°4 s.

Urine : 750 gr. en 24 heures; Densité 1.022; Urée 21.25; Albumine 0.25.

22 T. : 38°4 m.; 39°7 s.

Urine : 500 gr. en 24 heures; Densité 1.018; Urée 22.50; Albumine 0.50.

La malade se plaignant de divers phénomènes intestinaux, un lavement purgatif lui procure une débâcle abondante et un soulagement notable. Il semble que l'intestin consécutivement à l'opération ait été frappé d'une parésie réflexe.

23. T. : 38°6 m.: 39°3 s.

Les crises douloureuses ont totalement disparu, la fièvre tombe, les vomissements ne se sont pas reproduits et la malade s'alimente.

29. Bon état local et général. En tirant légèrement sur le fil du pédicule, la ligature suit la main et tombe. Pas d'hémorragie. Température normale.

15 novembre. Plus de crises douloureuses. Plus de sang dans l'urine, qui présente seulement un précipité muqueux. L'albumine, essayée par plusieurs réactifs, est tout à fait absente.

La malade se lève depuis plusieurs jours, se tient droite et non plus couchée en avant et à droite; elle prend de l'embonpoint. Sort en convalescence.

1886. 15 décembre. La malade se porte bien, a engraissé; elle n'a jamais plus éprouvé les crises douloureuses, depuis le jour de l'opération. Le sang n'a plus reparu dans l'urine, ce liquide toutefois continue à présenter un dépôt muqueux. La marche ne s'effectue plus le corps penché en avant et à droite, mais dans l'attitude normale. Les mictions s'accomplissent sans exiger l'emploi de la sonde. La malade, enfin, a repris la profession pénible de tisseuse.

A la date de ce jour, les menstrues, momentanément supprimées par l'opération, ont reparu pour la première fois.

1887, 1er décembre. Maintien de la guérison. Jamais de crises douloureuses, jamais d'hématuries. Mictions volontaires sans cathétérisme.

Le repos laisse cependant toujours se former un dépôt muco-phosphatique au fond du verre.

Urine : Un litre ; urée, 22 ; acide urique, 0.45 ; phosphates, 2 gr. ; pas d'albumine ou traces très légères.

La cicatrice de l'incision ayant une tendance à céder sous la pression intestinale, je conseille le port d'un bandage approprié.

La malade a cependant conservé un symptôme inquiétant en apparence : elle a pendant quelques jours, au mois d'août 1887, des attaques comateuses, rappelant le coma urémique, ayant eu jusqu'à trois heures de durée et semblables à celles qu'elle avait autrefois présentées à l'hôpital de la Croix-Rousse, dans le service de M. Perret. On ne doit pas, à mon avis, s'exagérer ces phénomènes, car je les crois de nature purement nerveuse. »

Dans l'obs. de Senator à laquelle nous avons déjà fait allusion, Israël conclut qu'« il n'existait pas de néphrite, sauf quelques îlots profonds et limités de néphrite interstitielle ».

Ces faits, qui sont fréquents, expliquent assurément les albuminuries sans néphrites de Millard, de New-York, et les soi-disant hématuries sans lésions. On peut donc penser avec Mongour (De la Néphrotomie dans les Néphrites chron. in *Journal de Méd. de Bordeaux*, 9 février 1902, p. 88) qu'il y a, dans la plupart des néphrites, des lésions fixes, dégénératives, qui sont définitivement acquises, et des lésions temporaires, mobiles. avec congestion des glomérules. hémorragies intra-tubulaires, sécrétions muqueuses oblitérant partiellement les tubuli; « l'insuffisance absolue des brightiques qui ont succombé est donc la somme d'une insuffisance fixe et d'une insuffisance temporaire susceptible de disparaître ». Cette conception nous paraît très en rapport avec la réalité des faits, jette un jour un peu plus favorable sur le pronostic et plaide en faveur de l'intervention chirurgicale qui pourra rendre leur vitalité aux éléments encore sains.

L'expérimentation, d'ailleurs, a montré que l'hypertrophie compensatrice se produit au niveau du rein comme dans toute glande, et Tuffier (*Études expérimentales sur la Chirurgie du rein*. Paris, 1889.) évalue à 1 gr. ou 1 gr. 50 par kilogramme d'animal, la quantité de parenchyme rénal nécessaire à la vie.

Il reste donc bien acquis que les lésions partielles sont d'observation fréquente dans les néphrites chroniques, même quand ces dernières s'affirment par des symptômes plus ou moins dramatiques. Au reste, dans d'autres affections, les reins peuvent réagir très fortement à des lésions de peu d'importance. Dans le cas de Abbe (Communication à l'*Académie de Médecine* de New-York. 13 avril 1891), il suffit d'aller gratter une légère couche de sable au sommet d'une pyramide de Malpighi pour faire cesser des hémorragies qui se continuaient depuis deux ans ; le malade de Routier (*Bulletins et Mémoires de la Société de Chirurgie*, mars 1895) avait des hémorragies menaçantes, et son rein ne présentait pourtant « qu'une lésion tuberculeuse microscopique avec une artériole ouverte ».

Quelle est maintenant la *nature des lésions* observées le

plus souvent chez les malades dont nous avons pu lire les observations? Dans nos observations I et III, il s'agissait de néphrites parenchymateuses: dans l'observation V, c'est une néphrite interstitielle. D'une façon générale, ce sont des lésions scléreuses que nous relevons, même quand il s'agit de mal de Bright avec néphralgie. (Cas de Pousson, de Poirier, à la Société de Chirurgie, 1ᵉʳ juin 1898.)

Enfin, dans certains cas, il existe à la fois des lésions de néphrite interstitielle et de néphrite parenchymateuse. En effet, Gaucher et Sergent sont très explicites à cet égard. (*Revue de médecine*, 1901, p. 1.) « Ces divisions ont d'autant moins de raison d'être que la plupart des néphrites parenchymateuses et notamment les néphrites par auto-intoxication, au nombre desquelles on peut ranger les néphrites gravidiques, peuvent, primitivement épithéliales, s'interstitialiser » — et inversement, on voit des néphrites parenchymateuses surajoutées à une néphrite chronique, ainsi que Partzwski, de Moscou, en rapporte un cas. (*Progrès médical*, 16 janvier 1897.) De sorte que les expressions de parenchymateuse et interstitielle, rappelant la classification de Charcot, semblent bien n'appartenir plus guère qu'à l'histoire des néphrites. (Brault. Congrès de Moscou, 1897.)

Cette division saurait moins encore convenir au chirurgien qui voit des lésions très différentes produire les mêmes symptômes et céder aux mêmes modes d'intervention.

CHAPITRE IV

Pathogénie.

La pathogénie des hémorragies ou des douleurs lombaires au cours du mal de Bright n'a rien de bien spécial.

Pour les hématuries d'abord, on peut invoquer deux mécanismes ; d'une part, les poussées de congestion rénale provoquées par le froid, la fatigue, etc., d'autre part, et plus souvent peut-être, la sclérose, avec ses altérations d'endopériartérite, qui favorisent les raptus sanguins du côté du rein, comme elles facilitent les épistaxis, les hémorragies rétinienne ou cérébrale.

Quelle que soit celle de ces deux conceptions à laquelle on se rattache, il s'agit là de notions de pathologie générale trop banales pour que nous ayons besoin d'y insister beaucoup. Si quelque chose étonne, c'est que ces mécanismes aient été si longtemps méconnus.

Quant aux douleurs, la genèse en est facile à concevoir lorsqu'il y a congestion ; il se produit alors une sorte d'étranglement semblable à celui qui provoque les douleurs du glaucome. Si, au contraire, elles surviennent au cours d'une néphrite scléreuse, l'explication en est moins aisée ; cependant on peut concevoir que la rétraction de la capsule et du tissu interstitiel provoque une compression douloureuse des nerfs intra-glandulaires.

Dans quelques cas aussi, le passage de caillots sanguins à l'intérieur des uretères pourra provoquer des coliques en tout semblables à celles de la migration des calculs.

CHAPITRE V

Diagnostic

Nous nous attarderons peu à faire le diagnostic différentiel des hématuries et des néphralgies. Cette question, intéressante assurément, est étudiée dans tous les ouvrages aux chapitres correspondants. Il serait oiseux et hors de sujet d'y insister.

Nous supposerons que l'on a vu au microscope les globules rouges, qu'il ne s'agit par conséquent ni d'hémoglobinurie ni d'urines colorées par des substances toxiques ou médicamenteuses

Il y a donc hématurie : nous supposerons même que nous en savons l'origine rénale par l'aspect général du liquide où le sang est uniformément mélangé, par l'existence de caillots sanguins qui ont été moulés par les uretères, par la présence de cylindres fibrineux ou hématiques d'origine rénale, par l'examen cystoscopique ou le cathétérisme des uretères qui en ont nettement montré l'origine.

Quelle est la cause de cette hématurie ? Nous passerons vite aussi sur les caractères du pissement de sang dans les maladies où on le rencontre journellement : L'on connaît l'allure irrégulière, capricieuse de ces « épistaxis rénales » qui annoncent le début ou marquent la période d'état de la néphrite tuberculeuse; on sait aussi que le cancer du rein fait des hématuries sournoises, imprévues, s'accompagnant ou non de douleurs, dont la fréquence augmente à mesure que la tumeur bénigne ou maligne progresse, et qui, à l'occasion, renferment de petites masses néoplasiques qui viendront fournir une explication suffisante des symptômes observés

Et l'on connaît encore ces pissements de sang et ces coliques de la lithiase rénale qui, d'ordinaire, sont en rapport avec des mouvements violents et se jugent quelquefois par l'expulsion d'un petit calcul.

Dans ces cas, l'aspect clinique est bien connu et l'on ne mettra guère sur le compte de la néphrite chronique les hématuries, dont la tuberculose, la lithiase ou le cancer demeurent responsables. Mais nous avons vu que l'erreur contraire a été faite ; nous essaierons de voir un peu plus loin comment on pourrait l'éviter. L'hémophilie semble avoir été aussi souvent invoquée à tort pour expliquer l'hématurie.

Nous avons déjà cité le cas où Senator avait émis cette hypothèse et dans lequel Israël trouva cependant des lésions scléreuses (Société de Médecine de Berlin, 1890).

Plusieurs autres observations que nous avons parcourues offrent prise à la même critique Cependant il en est, celle de Klemperer par exemple (Société médicale des hôpitaux de Berlin, 1896), qui paraissent manifestement dues à l'hémophilie, et à cet égard peu nous paraissent aussi probantes que l'observation publiée par M. le professeur agrégé Imbert, à l'Association française d'Urologie de 1899 ; nous l'aurions citée en entier si elle n'était un peu à côté de notre sujet, la voici résumée :

Homme de 32 ans. Père et mère variqueux ; à l'âge de 4 ou 5 ans, hémoptysie, depuis ce moment toute plaie fut l'occasion d'hémorragies inquiétantes Hémorragies sous-cutanées et musculaires au moindre choc. Ecchymoses très volumineuses au bras à l'occasion d'un traumatisme léger, et à la jambe à l'occasion d'une entorse. Ecchymoses encore à la poitrine, aux deux bras, aux éminences thénar, aux mollets sans causes, ou sous des prétextes futiles. A 16 ans, douleurs articulaires avec épistaxis très abondantes provoquant quelquefois des syncopes. A 23 ans, hémoptysies.

A cette époque, hématurie ayant débuté sans raison, dure de huit à quinze jours et s'est répétée 4 à 5 fois. Il y a peu de temps, gros hématome du mollet, puis hématurie et hématome de l'avant-bras gauche.

Le diagnostic ici n'est pas douteux. Mais on peut le tenir pour suspect quand la diathèse hémorragique se traduit simplement par des urines sanglantes. Enfin nous avons dit, au chapitre de l'allure clinique, ce que nous pouvons penser des hématuries essentielles ou névropathiques. Mettre cette étiquette, c'est trop souvent avouer l'ignorance où l'on est de la vraie cause. Nous rappellerons simplement les cas de Routier (*Bulletins et Mémoires de la Société de Chirurgie*, mars 1895) et d'Albarran (Congrès de Chirurgie 1895) où l'on aurait été parfaitement fondé à admettre l'hématurie essentielle et où l'examen microscopique révéla pourtant des lésions tuberculeuses très nettes.

Nous croyons donc pouvoir dire, et c'est là d'ailleurs la tendance actuelle des auteurs, qu'une hématurie ne doit être considérée comme hémophilique névropathique ou essentielle que si l'examen microscopique a permis d'éliminer toute autre cause. Nous verrons tout à l'heure quels symptômes nous paraîtront des signes de présomption en faveur du brightisme et permettront de repousser toutes les hypothèses envisagées jusqu'ici. Mais avant, il nous reste un point de diagnostic à éclaircir.

Quel est le côté malade, ou tout au moins de quel côté prédomine la lésion ?

On comprend l'importance de cette question quand il s'agit d'intervention chirurgicale.

Il est souvent assez facile d'y répondre lorsque, par exemple, la douleur spontanée ou provoquée ne s'observe que d'un côté ou du moins y prédomine nettement.

Quand l'hématurie est le seul symptôme, la cystoscopie ou le cathétérisme des uretères pourront aussi montrer directement par quel uretère s'écoule le sang en même temps que l'analyse des deux urines indiquera la différence de fonctionnement des deux reins. Dans certains cas, enfin, où les deux reins étaient atteints et donnaient du sang, la prédominance des œdèmes d'un côté du corps a pu servir de guide fidèle pour indiquer le côté le plus atteint.

Et maintenant quelles sont les circonstances qui, dans un cas donné, peuvent orienter le diagnostic vers la néphrite chronique ? Bien que les caractères des diverses hématuries paraissent bien différents dans les diverses maladies qui les produisent, le diagnostic ne laisse pas que de présenter des difficultés et d'exiger en maintes circonstances beaucoup de sens clinique. Souvent, en effet, nous en avons vu des exemples, l'état général est resté très satisfaisant, l'albuminurie est intermittente et fait même complètement défaut (Gerhardt, Congrès de Moscou 1897). M. Dieulafoy n'a-t-il pas communiqué (Académie de médecine, 6 juin 1893) 60 cas d'urémie, le quart des cas observés par lui, dans lesquels l'albumine faisait totalement défaut ? Les œdèmes peuvent aussi manquer ou bien on peut avoir affaire à ces localisations dont nous avons déjà parlé (scrotum, cordes vocales, voile du palais) qui seront plutôt faites pour donner le change et diriger le clinicien sur une fausse piste. Il faudra donc quelquefois savoir déceler le mal de Bright d'après des signes assez fugitifs : de la pollakiurie avec polyurie surtout nocturnes, fournissant des urines claires et de densité diminuée, avec un peu d'hypoazoturie, de la dyspnée d'effort, ou bien de la dyspnée nocturne, le froid habituel aux extrémités, un pouls dur, régulier et souvent un peu rapide, traduisant l'hypertension artérielle, un cœur hypertrophié avec éclat diastolique et bruit de galop très fréquent, même dans les périodes initiales.

Ne pourrait-on toujours découvrir le rein et faire même l'incision exploratrice pour conformer ensuite son acte opératoire à l'état constaté ? Dans un cas, Edebohls rencontra, après incision lombaire, un rein droit qui présentait des granulations de nature douteuse. Il préleva une tranche de la glande, la fit parvenir au laboratoire, et en attendant la réponse, retira le rein gauche de sa loge. Un quart d'heure après, la réponse arrivait : il s'agissait de néphrite interstitielle et l'on resutura les deux reins. Toutes les cliniques ne sont pas intallées pour introduire dans leur pratique des procédés aussi américains et que nous citons à titre de curiosité. Au reste, la néphrotomie elle-même n'est pas sans inconvénient. Barth, de Dantzig, fait, au 29ᵐᵉ congrès de la Société allemande de chirurgie de 1900, une communication dont nous donnons le résumé :

Chez un homme de 43 ans, souffrant depuis 5 années d'hématuries et de coliques néphrétiques, on ne put trouver de calculs, il s'agissait d'une néphrite interstitielle. Le rein fut suturé. Tout alla bien jusqu'au vingtième jour, où le malade fut pris de phénomènes graves d'embolie pulmonaire.

La néphrotomie diagnostique n'est donc pas tout à fait inoffensive, comme le montrent aussi d'autres observations, où l'on parle de gangrène, d'hémorragie d'abcés intra et périrénaux qui conduisent à l'extirpation totale du rein. Aussi ne doit-on pas abuser de l'incision exploratrice;

il convient de la réserver aux cas exceptionnels. Il est, d'ailleurs, bien des circonstances dans lesquelles la simple inspection de l'organe renseigne d'une façon suffisante. Aussi, quand il existe des néphralgies avec hématuries, qu'on ne sent aucun calcul, que l'organe paraît sain à sa surface, il s'agit, en général, d'une néphrite interstitielle chronique. Pas n'est besoin alors, pour assurer le diagnostic, de fendre le rein — (29ᵐᵉ congrès de la Société allemande de chirurgie, *in Revue de chirurgie*, 1900, t. II, p. 507.)

Enfin Langemack (de Rostock) a trouvé à l'autopsie de 75 lapins néphrotomisés, des lésions de nécrose ou d'infarctus étendus, surtout quand le rein était incisé dans son grand axe. (XXXIᵐᵉ congrès de la Société allemande de chirurgie 1902.)

C'est donc à l'analyse clinique judicieuse et au besoin assez prolongée qu'il faudra avoir recours pour dépister le brightisme avant que l'examen opératoire ou l'étude microscopique soient venus juger en dernier ressort.

CHAPITRE VI

Pronostic

La présence de l'hématurie ou de la néphralgie n'aggrave pas sensiblement le pronostic du mal de Bright. En effet, l'hématurie spontanée, disait Lavaux, *in Revue de Chirurgie*, 1899, page 601, est rarement mortelle; et beaucoup de ces hématuries spontanées doivent entrer dans le cadre de nos hématuries brightiques.

Du reste, nous n'envisageons pas le pissement de sang ou la douleur rénale comme des complications survenues au cours d'une néphrite, mais bien plutôt comme des symptômes assez fréquents qui, par leur abondance ou leur intensité, donneraient lieu à une forme particulière des néphrites (forme hématurique de Reyer). Ce qui encore atténue la sévérité du pronostic, c'est que ces manifestations, ainsi que nous allons le voir, offrent une assez grande prise au traitement chirurgical.

CHAPITRE VII

Traitement

Il peut être médical ou chirurgical.

A. *Traitement médical*. — Il est de première importance. Il paraît même trop dédaigné à l'heure actuelle, et il nous semble que, dans bien des cas, la collaboration des médecins et des chirurgiens devrait, pour une fois, intervertir le rôle ordinaire : le chirurgien, appelé pour une hématurie ou une néphralgie brightiques, pourrait, après avoir fait un diagnostic médical, instituer un traitement hygiénique et médicamenteux, ou confier le malade aux soins d'un médecin.

Les recommandations hygiéniques tout d'abord auront un rôle prophylactique contre les accidents que nous envisageons, en même temps qu'un effet curatif vis-à-vis du brightisme lui-même. Il faudra, bien entendu, et ceci est de notion banale, éviter le froid, l'alcool, les excès alimentaires : on interdira toute cause de fatigue pour le rein ou le cœur, par conséquent les travaux pénibles, les courses. Quelquefois même, il faudra conseiller un changement de profession. Tant qu'il n'y aura pas d'accidents graves, le régime lacté absolu ne sera pas de rigueur ; cependant, il faudra que le malade renonce à l'usage de la viande, du vin, de toute autre boisson alcoolisée. Les légumes verts cuits, les œufs,

les pâtes alimentaires, feront presque exclusivement les frais
d'alimentation. Enfin, l'administration de grandes quantités
de liquides favorisera l'élimination des toxines, tandis que
les frictions sèches et quelques bains tièdes faciliteront le
fonctionnement des glandes cutanées.

Le traitement médicamenteux tient aussi une grande place.
Nous citerons, en première ligne, les alcalins (benzoate et
bicarbonate de soude) et les iodures; puis, les astringents,
la térébenthine, la fuchsine, l'acide gallique, les purgatifs
répétés.

Mais cette énumération avec la posologie des médicaments
se trouve dans tous les livres, et nous ne perdrons pas de
temps à la rapporter ici.

Quoi qu'il en soit, ce traitement médical, judicieusement
institué, donnera très souvent de surprenants résultats, et
nous en avons maintes fois pu constater les salutaires effets
dans le service de M. le Professeur Tédenat. Mais assez souvent aussi, il demeurera impuissant, et c'est surtout de ses
échecs que vivra l'intervention chirurgicale.

B. *Traitement chirurgical.* — On dit généralement que le
but de l'intervention chirurgicale dans les néphrites chroniques est de supprimer la congestion. Il nous paraît qu'il
faut donner une formule plus générale de l'indication à rem-
plir, et volontiers, nous dirions que l'opérateur doit se pro-
poser d'abord de permettre aux éléments encore sains d'accomplir leur fonctionnement normal, de lever l'insuffisance
temporaire dont parle Mongour — et ensuite, si possible, de
restituer leur vitalité aux parties déjà atteintes par l'inflammation.

Suivant les cas, il faudra, pour arriver à ces résultats,
diminuer l'hypertension congestive ou, au contraire, activer
la circulation languissante des petits reins sclérosés. En

effet, quand il s'agit de ces gros reins rouges ou violacés, où l'afflux du sang distend la capsule, il sera indiqué de diminuer la tension qui, en comprimant les tubes excréteurs et surtout l'élément sécréteur, met le rein en état d'infériorité fonctionnelle. On comprend qu'une incision du rein, en libérant les éléments restés sains, mais gênés par la poussée sanguine, pourra conjurer des accidents d'urémie ou même les faire rétrocéder s'ils existaient déjà. Peut-être les lésions inflammatoires elles-mêmes pourront-elles régresser si elles ne sont pas trop avancées. C'est peut-être dans les cas les moins graves que la néphropuncture a pu suffire, ainsi que nous le verrons plus loin.

Harrison compare la néphrotomie au débridement de l'albuginée pratiqué par Henry Smith contre la stérilité au cours des orchites (*The Lancet*, 4 janvier 1896). Dans le *The Lancet*, du 12 août 1901, p. 1125, il rapproche l'hypertension rénale de l'hypertension oculaire du glaucome, et, par comparaison, avec l'iridectomie de de Graefe, propose l'incision contre ce qu'il appelle le « glaucome rénal ».

Quand on a affaire, au contraire, à de petits reins où l'élément glandulaire est enserré par la rétraction de la capsule et la prolifération du tissu conjonctif, il faut libérer la cellule sécrétante, de même que les vaisseaux et les nerfs, de cette pression qui gêne leur fonctionnement, et ici encore, la néphrotomie trouve son indication.

Cependant il semble que, en bonne logique, dans ces cas où il s'agit d'activer la circulation d'un rein scléreux, l'indication serait mieux remplie par la décortication d'Edebohls. Cet auteur ayant constaté (*Medical Record*, 14 décembre 1901) la disparition des symptômes de néphrite à la suite de néphropexies qui, pourtant, avaient été pratiquées pour toute autre cause que l'inflammation chronique concomitante, pensa que ces bons effets étaient dus aux nouvelles adhérences formées entre la glande rénale et la paroi. Il eut l'idée de multiplier encore les connexions vasculaires entre les reins atteints de lésion scléreuse et les vaisseaux de l'atmosphère graisseuse, ordinairement augmentés de nombre et de volume. De là, la décortication du rein qui établissait le contact direct entre la substance corticale et le système vasculaire péri-rénal. Le chirurgien de New-York se propose de régénérer ainsi l'élément noble du rein grâce à une circulation plus active, et il compare son intervention à l'opération de Talma pour la cirrhose du foie, bien que le rapprochement ne soit pas de tous points justifié.

Quoi qu'il en soit, cette opération semble avoir une action immédiate de décompression, prouvée par l'amélioration qui suit très rapidement l'intervention, et une action éloignée due à l'irrigation meilleure de la corticalité du rein, qu'ont bien démontrée d'ailleurs les examens histologiques (Claude, *Bulletins et Mémoires de la Société de médecine*, 1er mai 1903). Enfin une 4me intervention, plus radicale, sera quelquefois justifiée, quand les symptômes paraîtront exceptionnellement rares, quand l'hémorragie persistera très abondante, c'est la néphrectomie, mais on conçoit combien il faudra être prudent à cet égard, combien on devra s'entourer de précautions pour être bien sûr que l'autre rein est capable à lui seul d'assumer la tâche qui incombait aux deux.

Examinons maintenant quelques cas dans lesquels ont été pratiqués ces quatre ordres d'intervention : Néphropuncture, néphrotomie, capsulectomie, néphrectomie.

1° *Néphropuncture :* Les observations n'en sont pas très nombreuses, et, le plus souvent, il s'agit de ponctions exploratrices faites au travers du rein pour rechercher un calcul, et à la suite desquelles on put observer la disparition des hématuries ou des douleurs.

Il en est ainsi pour le malade de Jalland (*The Lancet*, 1902) chez qui les hématuries disparurent à la suite de cinq à six piqûres de son rein droit.

De même Harrison (*British Medical Journal*, 19 octobre 1901) obtint des guérisons à la suite de la même intervention. Toutefois il est rare que l'on s'arrête de parti pris à ce mode d'intervention, quand on intervient pour une néphrite chronique diagnostiquée à l'avance. C'est d'ordinaire à la néphrotomie que l'on fait appel.

2° *Néphrotomie :* C'est Harrison qui le premier paraît avoir, de propos délibéré, dirigé l'incision du rein contre la néphrite *aiguë* (*The Lancet*, 4 janvier 1896). Cependant nous avons pu relever deux observations antérieures où la néphrotomie avait été pratiquée et avait donné de bons résultats dans des cas de néphrite chronique.

L'une, de Harrison, a été donnée dans notre chapitre I. Il s'agissait, il est vrai, d'incision exploratrice pour rechercher un calcul.

L'autre, de Tifany, date de 1889 : nous l'empruntons à la thèse de Monié (Bordeaux 1901).

Néphrite chronique à forme hématurique. — Néphrotomie Guérison

(Mac-Lane, Tifany, *Annals of Surgery* 1889).

Femme 49 ans.

Antécédents. Début et évolution de l'affection. — Mariée et a eu un enfant il y a 13 ans.

Blennorragie. Syphilis et un abcès dans l'intérieur du bassin qui s'ouvrit dans le vagin et donna du pus pendant deux ans, mais est guérie depuis quelques années.

Deux ans avant de venir consulter, alors qu'elle était bien, elle ressentit une douleur dans la région lombaire droite très intense, qui passa tout doucement et fit songer à un calcul du rein cheminant dans l'uretère.

Troubles fonctionnels. — Les accès douloureux survenant à des intervalles irréguliers et se rapprochant de plus en plus en augmentant d'intensité, la malade désire être soulagée à n'importe quels risques.

La douleur s'irradiait vers la ligne médiane, la vessie et la région inguinale correspondante. Le mouvement l'accroissait.

Examen physique — Analyse des urines. La pression sur le rein droit causait de la douleur : Il n'y avait pas de tumeur.

Jamais d'évacuation de calculs : les urines étaient sanguinolentes à de rares intervalles.

L'urine, au moment de l'intervention, était acide et contenait des globules rouges et du pus.

Diagnostic et circonstances ayant déterminé l'intervention. — Intensité des douleurs.

Opération. — Le 12 janvier 1889, le rein mis à découvert par l'incision lombaire, on voit une cicatrice profonde et étroite existant au bord antéro-supérieur, dure au toucher.

L'exploration du rein par la ponction en tous sens à l'aide d'une longue aiguille étant demeurée négative, la capsule fut fendue dans une étendue de trois pouces et plus, l'incision passant à côté de la cicatrice. Les lèvres de l'incision baillèrent largement, preuve de l'existence de la tension La plaie fut fermée.

Suites immédiates et résultats éloignés. — Pendant les premières 24 heures, l'urine fut sanguinolente, puis elle redevint claire. Trois semaines après l'opération, la malade se plaignit encore de douleurs lombaires, mais elles diminuèrent graduellement et la malade reprit ses occupations accoutumées.

Le soulagement a été si remarquable et si immédiat, dit l'auteur, qu'on peut considérer comme très possible un résultat favorable et permanent. L'auteur émet l'opinion que la dépression d'aspect cicatriciel reconnaît pour cause une néphrite chronique

Il semble bien que c'est Pousson, de Bordeaux, qui, le 13 juin 1899, a le premier pratiqué la néphrotomie contre l'inflammation chronique du rein. Nous reproduisons ici cette observation parce qu'elle a non seulement un intérêt opératoire, mais encore clinique et histologique.

Observation

Néphrite mixte unilatérale : accidents urémiques conjurés temporairement par la néphrotomie, puis définitivement par la néphrectomie.

Professeur Pousso (de Bordeaux), *Annales des maladies des organes génito-urinaires*, juin 1902, page 642.

Première partie. Antécédents. Joséphine P.., 31 ans, tailleuse. Père mort accidentellement ; mère bien portante ; une tante morte de tuberculose pulmonaire. Ni frère ni sœur.

Dans son enfance, la malade a été sujette à des blépharites et des kératites à répétition ; elle a eu des adénopathies cervicales suppurées. Pas de fièvres éruptives. Réglée à 16 ans pour la première fois, elle l'a été depuis lors à peu près régulièrement, mais à intervalles éloignés de un mois et demi à trois mois.

Elle n'avait jamais éprouvé aucun trouble du côté de la vessie, lorsqu'en octobre 1898 elle accusa de temps à autre quelque gêne de la miction et présenta bientôt de la rétention, pour laquelle elle dut être soumise à des cathétérismes répétés. L'examen de l'appareil génito-urinaire montra que cette rétention était due à la compression du col de la vessie par un fibrome utérin situé sur la face antérieure dans l'épaisseur de la paroi. Les urines étaient à ce moment normales, la vessie non douloureuse, les reins paraissaient sains. L'hystérectomie abdominale totale, pratiquée le 22 novembre 1898, révéla, derrière le kyste, l'existence d'une grossesse de trois mois. La malade se rétablit sans incident et retourna chez elle ayant complètement récupéré le pouvoir d'uriner seule.

Pendant trois mois, l'état général demeure excellent ; mais dans le courant de mars, la malade commence à éprouver un peu de fatigue et d'affaiblissement, bientôt suivi d'amaigrissement, l'appétit étant à peu près nul. A ce moment, son bras gauche enfle et devient œdémateux ; cet œdème varie d'ailleurs d'un jour à l'autre, mais il ne gagne pas le membre inférieur, ni ne se montre à la face. Peu après, le sang apparaît pour la première fois dans les urines, qui sont franchement rouges de la première à la dernière goutte, mais sans caillots, sans douleur à l'émission, sans fréquence de besoins. Il y a huit semaines qu'elle rend à chaque miction des urines plus ou moins sanguinolentes, mais toujours teintées, lorsqu'elle se décide à venir à la clinique. Après l'avoir examinée, je la sonde et à son grand étonnement, je retire une urine non hématique. Je la décide alors à entrer à l'hôpital pour se soumettre à notre observation.

État actuel. — Elle entre le 1er mai 1899, salle 2, lit 27. Son amaigrissement est marqué, mais elle présente cependant une apparence de santé assez satisfaisante. Elle se plaint de souffrir constamment, dans la région lombaire gauche, de douleurs sourdes qu'exagèrent la marche, la station verticale prolongée, et qu'apaise, sans les faire disparaître, le décubitus horizontal. Les mictions ne sont pas plus fréquentes que normalement : six fois dans le jour, une fois dans la nuit accidentellement ; elles ne sont pas douloureuses. Le sang qui faisait défaut lorsqu'elle est venue quelques jours auparavant à la clinique, a reparu dans les urines, qui sont franchement rouges, très fluides, ne contenant pas de caillots et ne formant aucun dépôt au fond du vase. La quantité rendue dans les vingt-quatre heures est de 1,600 grammes, et le résultat de leur analyse physico-chimique et bactériologique est le suivant :

Densité..................	1.012
Réaction	faiblement acide
Urée....................	14 gr. par litre
Couleur.................	rouge sang
Acide urique............	0 30
Chlorure de sodium......	4 gr. 90
Phosphate en P²O⁵.......	4 gr. 90
Sulfate en SO³..........	1 gr. 10
Sérine	3 gr. 70
Globuline...............	3 gr. 70
Pyine...................	3 gr. 70
Hémoglobine	0 gr.

Très nombreuses hématies ; quelques leucocytes : staphylocoques et bactéries de la fermentation ammoniacale.

L'exploration minutieuse des deux régions lombaires ne révèle aucune tuméfaction des reins, mais la pression du doigt dans le sinus costo-vertébral gauche est très douloureuse ; de même la palpation sur le trajet de l'uretère correspondant. La vessie, qui se vide bien, n'est sensible ni à la palpation hypogastrique, ni au toucher bimanuel. L'examen endoscopique montre une muqueuse vésicale pâle, exempte de toutes lésions inflammatoires ; par l'orifice de l'uretère droit, on voit sourdre l'urine avec sa coloration normale, mais l'orifice du côté gauche ne laisse pas passer ce liquide, ce qui tient sans doute à ce que l'examen est pratiqué à jeun.

A part l'amaigrissement précédemment signalé, la santé générale de la malade est assez bonne : l'œdème partiel qu'elle a présenté à un moment donné a disparu et elle n'offre aucun des signes du brightisme.

Elle est mise en observation et continue à rendre des urines sanguinolentes jusqu'au 12 mai, époque à laquelle elle quitte l'hôpital pour aller passer quelques jours dans sa famille.

Le 10 mai, elle entre pour la seconde fois dans nos salles, parce que des phénomènes nouveaux autres que les hématuries se sont produits. Après avoir cessé deux jours, le lendemain et le surlen-

demain de son arrivée chez elle, le pissement de sang a reparu abondant, colorant fortement l'urine en rouge mais sans donner lieu à
la formation de caillots. La malade, qui jusqu'alors n'avait jamais
éprouvé de troubles gastro-intestinaux, a depuis une huitaine des
vomissements survenant inopinément en dehors de l'ingestion des
aliments : son alimentation est d'ailleurs à peu près exclusivement
composée de lait. Elle accuse des douleurs de tête continues et
quelques troubles dans la vue ; elle se plaint également d'une grande
faiblesse dans les jambes : pas d'œdème. La quantité des urines sanguinolentes est de 1250 grammes, et leur analyse complète, pratiquée le 13 mai, donne :

Volume.	1,150 gr.
Densité.	1,008
Réaction.	acide
Couleur.	rougeâtre
Urée.	5 gr.
Acide phosphorique total.	0,35
Chlorure de sodium.	0,52
Albumine.	traces
Hémoglobine.	présence

Globules sanguins nombreux. Cellules épithéliales pavimenteuses. Jusqu'au 26 mai l'état reste stationnaire, et la quantité des
urines oscille entre 1000 et 1500 grammes, leur coloration variant
du rose au rouge vif, suivant les jours.

Le 29, les vomissements deviennent plus fréquents ; ils se produisent dès que la malade absorbe un peu de lait et même en dehors de
cette circonstance ; l'analyse chimique y fait constater 1 gr. 62 cent.
d'urée par litre ; la céphalée est intense, les troubles de la vue plus
accentués ; la dyspnée qui jusqu'alors a fait défaut apparaît sans
que l'auscultation révèle de lésions pulmonaires. Le pouls est petit,
mou, dépressible, sans augmentation, ni diminution de fréquence.
Pas de bruit de galop ; pas d'œdème. Le visage est pâle, terreux,
les traits sont tirés ; la malade est abattue et somnolente.

L'analyse des urines donne :

Volume : 1600 gr.	Urée : 3,80.
Densité : 1007	Acide phosphorique total en P^2O^5.
Réaction acide.	— 0,47.

Couleur jaunâtre. Chlorure de sodium : 1,55.
Aspect louche. Albumine : 0 gr. 15.
Sédiment faible. Hémoglobine : petite proportion.

Globules sanguins : nombreux. — Cellules épithéliales pavimenteuses

Cet état alarmant persiste jusqu'au 6 juin. A ce moment, une certaine détente survient dans les accidents : les vomissements s'espacent et ne se produisent plus qu'une ou deux fois dans les 24 heures ; la céphalée, la dyspnée, les troubles oculaires s'amendent et la malade, moins abattue, moins somnolente, se lève, va et vient dans la salle avec une apparence de santé relative. Cependant la douleur spontanée dans la région lombaire gauche est toujours aussi vive et s'exagère par la pression, mais l'exploration de la fosse rénale demeure négative et n'accuse pas la plus légère augmentation du volume du rein. Les urines, toujours sanguinolentes, et dont la quantité émise dans les 24 heures a été jusqu'alors constamment au-dessus de 1000 grammes, tombent les 10, 11 et 12 juin à 780, 750 et 720 grammes, avec une proportion d'urée de 4 à 6 grammes et d'albumine de 0,15 à 0,24.

Je profite de cette euphorie relative pour pratiquer la néphrotomie.

Néphrotomie le 13 juin 1899. Après la chloroformisation, qui ne présente aucun incident, je découvre rapidement le rein par incision lombaire curvo-rectiligne. L'organe, extrait de sa loge, où il se cache profondément derrière les fausses côtes, apparaît volumineux, congestionné et violacé. Son pédicule comprimé par les doigts d'un aide, j'incise sur le bord convexe d'un pôle à l'autre de part en part jusqu'au bassinet. Une très grande quantité de sang veineux, très noir, s'écoule au moment de l'incision, et lorsque cet écoulement a cessé, les faces de section montrent que la couche corticale, plus épaisse que normalement, est plutôt pâle jaunâtre, tandis que la substance médullaire est d'un rouge foncé. Le bassinet ne présente aucune lésion. J'enlève, pour l'examen histologique, une tranche mince comprenant les deux substances. Je place alors une mèche de gaze dans le bassinet, que je fais sortir au milieu de l'incision dorsale de manière à établir un drainage, puis je suture à l'aide de deux points de catgut le rein à ses extrémités au-dessus et au-dessous de la mèche. Enfin, après avoir fixé l'organe aux plans musculaires de manière à pouvoir le retrouver facilement au cas d'une opération itérative, je ferme la paroi lombaire par une série de sutures à étage jusqu'aux téguments, sauf, bien entendu, dans le point par lequel sort la mèche intra-rénale.

Suites et résultats. Bien que l'opération ait peu duré, la malade est très pâle, son pouls est petit, sa respiration fréquente et superficielle. Après lui avoir fait respirer de l'oxygène, je lui fais faire une injection de 500 grammes de sérum.

Dans la journée, douleurs dans la région précordiale, angoisse, cependant la respiration de fréquence normale : le pouls, qui s'est relevé, est bien frappé, régulier, battant 96. Température 36°8. La malade n'a pas uriné et on est obligé de la sonder.

On obtient ainsi environ 250 grammes d'urine fortement teintée en rouge.

14. La nuit a été assez bonne : atténuation des douleurs précordiales. Pas de vomissements, pouls, 112 pulsations ; température, 37°5 ; respiration, 32. La malade a rendu spontanément 800 grammes d'urine teintée en rouge. Le pansement imbibé de sang, mais sans odeur d'urine, est changé.

Soir. Bon état, pouls 92, température 39°3, respiration 26.

15. Pas de douleurs, très grand calme, pas de vomissements. Pouls 76, température 38°5. Urines 2,000 grammes, non teintées ; il n'en passe pas par la plaie lombaire. L'analyse donne :

Volume des 24 heures............ 2,000 gr.
Densité........................ 1.000
Réaction........................ acide.
Couleur........................ jaune.
Urée, 7 gr. 80 par litre.......... 15,60 en 24 heures.
Acide phosphorique total (P²O⁵)... 0,77 par litre.
Chlorure de sodium............. 3,00
Albumine...................... 0,30

Cellules épithéliales nombreuses. Quelques leucocytes. Rares hématies.

Soir. Pouls 80, température 38°4.

16 juin. Toujours bon état ; nuit bonne ; plus de céphalée ; plus de vomissements ; la malade demande à manger, mais on la main-

tient au lait. Pouls 96, température 38°, urines jaunes, non sanguinolentes, 1,800 grammes. Le pansement n'est pas mouillé
d'urine.

Soir. Pouls 72, température 38. Urines non sanguinolentes, 1,800
grammes. Pansement non imbibé.

18 juin. Excellent état. Pouls 72, température 37°5. Urines non
sanguinolentes, 1,600 grammes. L'analyse donne :

Volume des 24 heures........	1,600 gr.
Densité.....................	1,000
Réaction....................	légèrement alcaline.
Couleur.....................	jaune
Urée, 10 gr. 50 par litre......	16,20 en 24 heures.
Acide phosphorique total	0,32
Chlorure de sodium..........	1,90
Albumine....................	0,25

Cellules épithéliales pavimenteuses. Quelques leucocytes.
Soir. Température 38°2.

19 juin. Pouls 76, température 37°7, urines très légèrement rosées, 2,000 grammes. Le pansement est sec ; la plaie est réunie
au-dessus et au-dessous de la mèche de gaze mise dans la plaie
rénale. Cette mèche est enlevée.

Soir. 37°8

20 juin Très bon état. Pouls 72, température 37°7, urines non
sanguinolentes, 2.000 grammes. L'analyse donne :

Volume des 24 heures..... ...	2,000 gr.
Densité......	1,006
Réaction.	neutre.
Couleur.....................	jaune.
Urée, 5 gr. 70 par litre........	11,40 en 24 heures.
Acide phosphorique total en P²O⁵....	0,22
Chlorure de sodium..........	1,10
Albumine....................	0 25

Phosphates terreux. Quelques leucocytes.
Soir. 37°8.

21 juin. Pouls 72, température 37°. La quantité d'urine émise dans les 24 heures n'est que de 1 000 grammes; cependant rien n'est passé par la plaie lombaire, qui semble cicatrisée. Les urines sont un peu rosées et sédimenteuses. L'état général continue à être bon; pas de vomissements: la malade commence à manger un peu de blanc de volaille.

Soir. 37°6.

22 juin. Température 37°4. Urines jaune rougeâtre, 1,500 grammes. L'analyse donne :

Volume des 24 heures...............	1,500 gr.
Densité........................	1,010
Réaction......................	légèrement acide.
Couleur.......................	jaune rougeâtre.
Urée, 11 gr. 20 par litre....... ...	16,80 en 24 heures.
Acide phosphorique total en P^2O^5...	0,60
Chlorure de sodium..............	4,30
Albumine.....................	0 30

Hémoglobine : présence. Très nombreuses hématies. Température 37°.

24 juin. Températures 37°. Urines : 1200 grammes, un peu rosées mais sans dépôt.

Soir : température 36°8. Urines : 1500 grammes, un peu rougeâtres, un peu épaisses.

Soir : température 37°8.

25 juin. Pour la première fois depuis l'opération, la malade a eu ce matin un vomissement. La quantité des urines rougeâtres ne dépasse pas 1050 grammes. L'analyse donne :

Volume des 24 heures	1,500 gr.
Densité.	1,000
Réaction. . , ...	acide.
Couleur.	jaune rougeâtre.
Urée dans les 24 heures	5,60
Acide phosphorique total en P^2O^5. , ...	0,22
Chlorure de sodium.	3,50
Albumine.	0,40

5

Sang en assez grande quantité. Cellules épithéliales. La malade est remise au régime lacté absolu.

Soir, température ; 37°6.

26 juin. Deux vomissements dans la journée et un dans la nuit ; un peu de céphalée. Urines rosées, 950 grammes, contenant 5 grammes d'urée par litre.

27 juin. Cinq vomissements depuis hier matin, céphalée plus intense, 800 grammes d'urine rougeâtre, contenant 5 grammes d'urée par litre.

28 juin. Deux vomissements dans les 24 heures, moins de céphalée, 1000 grammes d'urines rosées renfermant 12 grammes d'urée par litre.

29 juin. Un vomissement, l'état semble s'améliorer, 1100 grammes d'urines rouges contenant 7 grammes d'urée par litre.

30 juin. Deux vomissements ; la céphalée a presque complètement disparu, 1000 grammes d'urines rosées avec 12 grammes d'urée par litre.

A partir de ce jour, l'état de la malade reste sensiblement stationnaire et elle quitte l'hôpital le 16 juillet. J'ai de ses nouvelles plusieurs fois pendant son absence ; ses urines demeurent toujours sanguinolentes, la quantité excrétée en 24 heures gravite dans les environs de 1000 grammes, aucune analyse chimique n'est faite, mais il est probable que la dépuration rénale est insuffisante, car elle présente de temps à autre des accident d'urémie.

Examen histologique du fragment rénal prélevé.— L'examen microscopique du fragment après fixation par l'alcool a donné les résultats suivants :

Glomérules.— Les glomérules présentent toutes les lésions, depuis le simple épaississement de la capsule de Bowmann et la présence de quelques tractus fibreux dans le bouquet glomérulaire jusqu'à la transformation fibreuse complète de l'appareil glomérulaire; épaississement énorme de la capsule complètement fusionnée avec le glomérule transformé lui-même en un petit bloc fibreux. Il y a encore un assez grand nombre de glomérules peu ou pas altérés.

Tubes urinifères. Les tubes pourvus d'un épithélium à bâtonnets (tubuli contorti et branches ascendantes de Henle), sont quelquefois sains. Plus souvent ils sont altérés et présentent alors soit de la tuméfaction trouble, soit de la dégénérescence granulo-graisseuse avec ou sans désintégration de la partie interne de la cellule. Ailleurs, dans les grands placards conjonctifs dont nous reparlerons, leur épithélium s'aplatit, change de caractère, devient cubique, clair, indifférent, les tubes se rétrécissent. si bien qu'ils arrivent à disparaître presque complètement au milieu de ce tissu fibreux assez abondamment infiltré de cellules. Les tubes excréteurs sont dilatés; l'épithélium est un peu aplati.

Tissu conjonctif intertubulaire Il est excessivement hyperplasié ; et cette hyperplasie est distribuée en placards irréguliers, étendus. Les tubes sont très éloignés les uns des autres et, comme il a été déjà dit, beaucoup d'entre eux sont atrophiés. En dehors des placards fibreux, le tissu conjonctif est aussi légèrement hyperplasié.

Vaisseaux sanguins. — Les artères présentent des lésions très accentuées de périartérite et surtout d'endartérite. Quelques artères d'assez gros calibre sont presque complètement oblitérées par endartérite. Ces lésions vasculaires s'observent surtout au niveau des placards d'hyperplasie conjonctive. En résumé, il s'agit d'une néphrite interstitielle chronique.

Deuxième partie. — Du 16 juillet au 12 novembre. laps de temps pendant lequel la malade a séjourné hors de l'hôpital. les urines sont restées constamment sanguinolentes. avec des variations de nuances. A diverses reprises la malade, qui souffrait habituellement de la région lombaire gauche, mais très modérément. a eu des crises de douleurs rénales, à gauche, très intenses; à diverses reprises également, la région lombaire s'est tuméfiée ; enfin. ainsi que cela s'était produit dans la première partie de l'évolution de sa maladie. les membres inférieur et supérieur gauches ont été plusieurs fois le siège d'œdème passager d'une durée d'une huitaine de jours. La malade a suivi pendant tout ce temps un régime lacté mitigé. Elle a beaucoup maigri, elle est pâle, sans force, et oppressée au moindre effort. Elle se plaint de céphalée, d'éblouissements, et a de temps à autre des vomissements et un peu de diarrhée.

Au commencement d'octobre, subitement le sang disparaît des urines, qui demeurent limpides et incolores pendant quinze jours. Leur quantité se relève et 'a malade semble aller mieux, mais vers le 15 octobre, tous les phénomènes morbides reparaissent, et la patiente se décide à entrer de nouveau à l'hôpital le 12 novembre.

13 novembre. La face est pâle, blafarde, un peu bouffie, les yeux

un peu hagards. Amaigrissement général, pas d'œdème des membres. La malade se plaint de maux de tête continuels, elle n'a pas d'appétit, sa langue est nette ; constipation habituelle, un ou deux vomissements journaliers, sans nausées, sans efforts, après avoir pris le lait qui, seul, constitue son alimentation. Elle est essoufflée après une marche même peu prolongée et après un petit effort. Cependant l'auscultation ne relève rien du côté des poumons ni du cœur. Elle accuse une douleur continue, sourde, dans la région lombaire gauche. La pression à ce niveau est douloureuse, mais le rein ne paraît pas augmenté de volume. La pression sur le trajet des uretères est négative, la vessie est insensible et il n'y a aucun trouble dans la miction

Les urines sont rosées, un peu louches, l'analyse donne :

Volume des 24 heures	900 gr.
Densité	1008
Réaction	acide
Couleur........	rosée
Urée	7,50 p. litre
Acide phosphorique total en P^2O^3.........	8,80 —
Chlorure de sodium.....................	1,60 —
Albumine	0,12 —

Hématies nombreuses ; quelques rares leucocytes, cellules épithéliales de la vessie ; pas d'éléments figurés rénaux.

Du 14 novembre au 8 décembre, la quantité des urines dans les 24 heures se maintient constamment au-dessous de 1,000 grammes et s'abaisse même dans les derniers jours au-dessous de 500 grammes. La proportion d'urée baisse parallèlement et reste généralement au-dessous de 8 grammes pour devenir inférieure à 4 grammes. Les phosphates et les chlorures subissent les mêmes variations en moins. L'albumine a des oscillations très inégales qui sont comprises entre 0 gr. 10 et 0 gr. 65. A part quelques rares jours où les urines sont presque incolores, elles renferment constamment du sang, mais en proportions variables, de sorte que, certains jours à peine teintées elles sont d'autres fois toutes rouges, mais ne contiennent jamais de caillots. L'analyse histologique, pratiquée à diverses reprises, y révèle seulement quelques leucocytes, un très grand nombre d'hématies, des cellules épithéliales de la vessie, pas de

cylindres ni aucun élément du rein. Quant à l'examen bactériologique, il démontre l'existence d'un très grand nombre de microbes
de la fermentation urinaire, mais aucun organisme pathogène et
notamment pas de bacilles de Koch.

Sous l'influence de la dépuration incomplète du sang, l'état général va s'aggravant. Se nourrissant à peine d'un peu de lait, la
malade vomit le plus souvent, et il ne se passe guère de jour où
elle n'ait un, deux ou trois vomissements. Elle se plaint constamment de céphalée, de troubles dans la vue, de fatigue extrême ; de
temps à autre elle a des accès de dyspnée, qui, dans la nuit du 27
au 28 novembre, sont véritablement inquiétants. A diverses reprises
aussi, elle présente des œdèmes fugaces des membres du côté gauche, en même temps qu'une très légère bouffissure de la face, plus
persistante que les œdèmes des membres. L'examen ophtalmosco-
pique pratiqué dans le service de M. le professeur Badal ne révèle
l'existence d'aucune lésion urémique du fond de l'œil.

Le 8 décembre, l'analyse des urines donne :

Volume des 24 heures : 500 gr.	Urée totale : 5,25.
Densité : 1.009.	Acide phosphorique : 0,59.
Réaction : acide.	Chlorure de sodium : 0,54.
Couleur : brunâtre.	Albumine : 0,52.

Hématies nombreuses : leucocytes : cellules épithéliales pavimenteuses, pas de cylindres.

Le 9 décembre, la quantité d'urine qui depuis quelques jours se
maintenait seulement entre 500 et 600 grammes, étant descendue
à 100 grammes et l'urée au-dessous de 4 grammes, je songe à exé-
cuter mon projet de suppression du rein gauche malade, enflammé
et douloureux, pensant qu'il trouble le fonctionnement de son
congénère. Mais avant de pratiquer la néphrectomie, je m'assure
de la valeur physiologique du rein droit. A cet effet, je procède à
la cystoscopie qui me montre l'intégrité du corps vésical : l'urine
sort incolore de l'uretère droit, tandis qu'à gauche elle jaillit
rosée : malgré des essais répétés, il m'est impossible de pratiquer
le cathétérisme urétéral. J'ai alors recours à l'épreuve de la perméabilité rénale par le bleu de méthylène.

Un centimètre cube de bleu de méthylène au 1/20 ayant été
injecté dans la cuisse gauche, je commence à surveiller son élimi-

nation par les uretères vingt minutes après en cystoscopisant la malade. Au bout de trente-cinq minutes, l'urine sort bleue de l'uretère droit tandis qu'elle sort rosée de l'uretère gauche. Bien que je ne considère pas cette épreuve comme ayant une valeur absolue, je pense cependant qu'elle est suffisante pour m'autoriser à extirper le rein gauche sur les altérations duquel les douleurs constantes, spontanées et provoquées, les œdèmes unilatéraux, l'issue par l'uretère d'une urine rosée ne laissent dans mon esprit aucun doute.

Néphrectomie, le 12 décembre 1899. — Je pratique la néphrectomie sans incidents. Les adhérences réunissant le rein aux muscles du fait de la néphrotomie antérieure rompues, j'arrive rapidement sur le pédicule que je lie au catgut en deux faisceaux, l'un comprenant les vaisseaux, l'autre l'uretère. Fermeture de la plaie après drainage. Par prudence je laisse une pince longuette sur le pédicule vasculaire.

Suites et résultats. — Les suites furent simples : en moins de trois semaines, la guérison était complète.

Soir : La malade un peu déprimée, n'a pas vomi, son pouls est à 92, température 37°5. Elle a rendu des urines jaune foncé sans trace de sang. 150 grammes.

13 décembre. Nuit assez bonne : pas de vomissements, un peu de lourdeur de tête, pouls 100, température 38°6. Urine jaune clair, 750 grammes. Soir : pouls 88, température 37°6.

14. La malade se déclare très bien, elle ne vomit pas, pouls 92, température 37°8.

Urines très sédimenteuses, mais sans vestiges de sang. L'analyse donne :

Volume des 24 heures : 600 cmc.   Acide phosphorique en P² O⁵ : 1, 26.
Densité : 1020.
Réaction : acide.   Chlorure de sodium : 2,85.
Couleur : jaune.   Albumine : 0,07.
Urée totale : 12,35.

Acide urique et urate de soude en grande quantité. Soir, pas de vomissements ; la céphalée a à peu près disparu, pouls 100, température 38°6.

15. L'amélioration continue, plus de vomissements, plus de cépha-

lée ; plus de dyspnée : mais la plaie suppure un peu au niveau du point par où sortait la pince.

La température est de 38°.

L'analyse des urines, jaunes transparentes, donne :

Volume des 24 heures...................	1.500 gr.
Densité.............................	1.012
Réaction	acide
Couleur...	jaune
Urée...............................	16,20
Acide phosphorique..................	1,24
Chlorure de sodium..................	1,70
Albumine.....	0,12

Quelques leucocytes, pas d'hématies.

Soir : température, 38°8.

16. Toujours bon état : pouls 84, température 38°2.

Urines jaune clair.

Volume des 24 heures...................	1.100 gr.
Densité...........................	1 006
Réaction	acide
Urée...............................	10,20
Acide phosphorique..................	0,84
Chlorure de sodium...	1,65
Albumine	0,12

Leucocytes assez nombreux.

Soir : température 38°, pouls 80 ; plus de vomissements : plus de céphalée.

17. Sommeil très bon ; très bon état.

Le trajet des pinces est délergé et bourgeonne : température 37°2.

Urines claires : 1.000 grammes.

Soir : température 37°4.

18. Température 37°2. Urines limpides, 750 grammes. Soir : température 37°6.

19. L'amélioration se continue aussi bien au point de vue local que général, la malade se sent beaucoup mieux : elle n'a plus de

dyspnée, plus de céphalalgie, plus de vomissements, température 37°.

Urines jaune clair, avec léger dépôt sédimenteux rougeâtre mais dans lequel on ne trouve pas d'hématies au microscope.

Volume des 24 heures.................. 900 cmc.
Densité............................... 1013
Réaction............................. acide.
Urée................................. 16 gr.
Acide phosphorique................... 0,86
Chlorure de sodium................... 0,80
Albumine............................. 0,16

Soir : température 37°6.

20. Même état satisfaisant. Température 37°6. Urine 800 grammes. Soir : température 37°6.

21. Température 37°2, urines jaunes clair, 1,500 grammes. Soir, température 37°4.

23. Température 37°6, urines 1,050 grammes.

24. Température 37°2, urines 1.850 grammes.

25. Température 37°2 urines 2,000 grammes.

A partir de ce jour jusqu'à sa sortie de l'hôpital, le 18 janvier, la femme P... présente un état de santé excellent ; cependant, du 2 au 8 janvier, elle contracte une bronchite qui élève sa température, mais n'influe en rien sur le bon fonctionnement de son rein. Durant toute cette période, la quantité des urines émises dans les 24 heures oscille entre 2,000 et 1.500 grammes ; elles ne contiennent plus de sang, mais seulement quelques leucocytes, jamais de cylindres, ni aucun autre élément anatomique du rein ; ordinairement claires et limpides, elles sont, à diverses reprises, troubles avec un dépôt d'apparence purulente ; mais l'analyse chimique révèle qu'il est dû à la présence d'urate d'ammoniaque et de phosphate terreux. Le taux de l'urée varie de 15 à 20 grammes, la proportion de l'acide phosphorique et du chlorure de sodium se relève également ; quant à l'albumine, elle décroît et n'est plus représentée que par des traces.

L'analyse des urines rendues dans les dernières 24 heures de séjour de la malade à l'hôpital donne :

Volume des 24 heures : 1,600 gr.   Urée : 10.40 par litre.
Densité : 1.010.   Acide phosphorique,
Réaction : alcaline.   total (en P^2O^5) : 1,20.

Couleur : jaune trouble.   Chlorure de sodium : 8,80.
Sédiment : assez abondant.   Albumine très légère.

Phosphates terreux et quelques leucocytes au microscope.

Examen du rein enlevé. Examen microscopique. Le rein enlevé mesure 10 centimètres de longueur et 3 centimètres d'épaisseur. Au niveau du bord convexe, on trouve, sous forme d'une dépression irrégulière, adhérente à la capsule graisseuse qui a été enlevée en partie, la cicatrice de l'ancienne néphrotomie. Cette région a une coloration bleu noirâtre. Les deux cornes rénales diffèrent, non par leur volume, mais par leur coloration. La corne inférieure est pâle, blanc grisâtre ; la corne supérieure est d'une coloration irrégulière violacée. La capsule propre du rein se détache facilement sans entraîner de parenchyme rénal au niveau de la corne supérieure ; au niveau de la corne inférieure, au contraire, la capsule adhère d'une façon intime au parenchyme, qui se déchire sous l'influence des tractions. A la coupe, on trouve les différences de coloration que l'aspect extérieur avait décelées. Les deux substances corticale et médullaire se distinguent très nettement, et la première en particulier présente son épaisseur normale. Deux fragments sont prélevés pour l'examen histologique, l'un au niveau de la corne supérieure, l'autre au milieu de la corne inférieure.

Examen histologique : sur les coupes du fragment de la corne supérieure, les tubes contournés présentent une dilatation de leur lumière ; l'épithélium est trouble et presque partout en voie de desquamation ; les glomérules sont atteints de néphrite : peu de prolifération conjonctive. Malgré la différence de coloration extérieure, la coupe de la corne inférieure présente à peu près les mêmes lésions, mais elles semblent plus avancées. La capsule est beaucoup plus épaisse que dans la corne supérieure. On voit une prolifération abondante des noyaux des glomérules et une desquamation de la capsule de Bowmann ; dans les canalicules, des rangées entières de cellules troubles se détachent et on y aperçoit quelques globules sanguins.

Ce cas, que l'on ne peut pas compter parmi les succès de la néphrotomie, est pourtant instructif à cause de l'allure clinique que revêt l'inflammation chronique et des lésions

qui furent constatées. Malheureusement, l'amélioration
apportée par la néphrotomie ne fut que passagère, tandis
que l'extirpation du rein amena la guérison. Depuis lors,
Pousson a eu l'occasion de pratiquer la même opération dans
des néphrites subaiguës et chroniques (*Annales des maladies
des organes génito-urinaires*). Tous ces cas n'ont pas été satis-
faisants (2 morts sur 7); mais dans les cas où les malades
ont succombé, le mal avait déjà fait de trop grands progrès
pour que l'on pût escompter de sérieux avantages de l'intervention. — Chez la malade (Obs. I), que M. le professeur
Tédenat a opérée successivement du côté droit et du côté
gauche, l'amélioration a été chaque fois très sensible, et en
ce moment, un an et deux ans après les deux interventions,
le mieux persiste, bien que l'état ne soit pas absolument par-
fait et qu'il y ait quelques lésions vésicales entretenant les
douleurs à la miction.

3° *La capsulectomie*, d'Edebohls, dont nous avons déjà
indiqué le but, a été pratiquée déjà assez souvent; nous en
avons même rapporté quelques cas au cours de ce travail.

Edebohls à lui seul compte 45 observations personnelles
dont beaucoup, il est vrai, ne nous intéressent pas, puisqu'il
ne s'agit pas toujours de néphrite chronique avec hématuries ou néphralgies. Mais il semble bien que souvent
cette opération, qui permet une meilleure irrigation du laby-
rinthe, ait été salutaire à ses malades. Guitéras, Cabot, ont
aussi des observations personnelles de capsulectomie avec
des résultats variables. Sorel, du Hàvre, (Thèse de Le
Nouëne, page 225) apporte aussi un cas avec mort le soir
de l'opération; mais l'examen histologique révéla de la
« néphrite interstitielle à un degré difficilement compatible
avec la vie. »

En somme, l'impression que l'on peut retirer jusqu'ici de
la lecture de ces observations de capsulectomie est que cette

opération paraît peu meurtrière quand on ne la pratique pas à une phase tout à fait terminale, et que, dans les néphrites à forme scléreuse, elle pourra sauvegarder les malades d'accidents graves. Toutefois, la plupart de ces observations sont trop récentes pour que l'on puisse poser encore des conclusions certaines. Ajoutons que, d'après Albarran et Bernard (Comptes rendus de la *Société de biologie*, 1902), la régénération de la capsule se fait en quelques mois.

4° Et maintenant que penser de la *néphrectomie*, que nous avons vue donner de bons résultats dans le cas de Pousson, rapporté ci-dessus.

Picqué s'élève contre elle au 12ᵉ Congrès de chirurgie (1898), disant avec raison qu'il s'agit le plus souvent de lésions bilatérales et que l'on ne peut, en toute prudence, enlever le rein à un brightique.

Il y a des cas cependant où la persistance des symptômes, leur localisation permanente à un seul côté, autoriseront la néphrectomie secondaire. En tout cas, il faudra s'assurer, au préalable, du fonctionnement de l'autre rein; le cathétérisme des uretères avec l'analyse séparée des deux qualités d'urine, l'examen cryoscopique, seront d'une grande utilité. Suivant Kummel, de Hambourg, et la plupart des auteurs, un abaissement du taux de l'urée à 16 gr. par jour, indique une insuffisance rénale et rend très aléatoire une néphrectomie. D'autre part, quand le rein fonctionne d'une façon normale, le point de congélation du sang est de 0,56. Ce chiffre est maintenu pourvu qu'un seul rein travaille. S'il s'abaisse à 0,58 ou 0,60, c'est que les deux reins fonctionnent mal.

Enfin, quel que soit le mode d'intervention adopté, signalons une action qui a peut-être son importance, au moins quand l'intervention un peu tardive se fait en période d'urémie, c'est l'effet antitoxique de la saignée opératoire.

Mais il nous paraît qu'à l'heure actuelle, on peut, malgré l'opinion de Mongour (*Journal de Bordeaux*, 19 avril 1903, p. 271), se permettre d'intervenir avant qu'il y ait vraiment péril en la demeure et que la néphrotomie, comme la capsulectomie, ne doivent pas être tout à fait reléguées au nombre des opérations d'urgence. Plusieurs auteurs repoussent encore l'intervention chirurgicale au cours des néphrites médicales. Albarran se montre très sceptique à l'endroit des guérisons de l'opération (Congrès de chirurgie, 1901). Kummel ne l'admet pas (Congrès allemand de chirurgie, 1902), Robinson est plutôt hostile à l'intervention (*Pathologie et traitement des hématuries rénales, dites essentielles*, Paris, 1899). Cependant il semble bien qu'aujourd'hui la guérison du mal de Bright chronique par l'acte chirurgical ne soit plus à démontrer, malgré l'opinion contraire exprimée par Mongour dans l'article que nous avons cité.

Observation Première

Recueillie dans le service de M. le Professeur TÉDENAT

Néphrite chronique bilatérale à forme néphralgique. Amélioration par la néphrotomie des deux côtés

M⁰ᵉ R... L..., 32 ans, sans profession, entrée à l'Hôpital le 13 juin 1902

Antécédents héréditaires. — Peu intéressants. Pas de bacillose.

Antécédents personnels. — Bien portante dans sa jeunesse. Réglée à 14 ans. Les règles durent d'ordinaire de 3 à 4 jours. Mariée à 19 ans. Deux ans après, accouche à 7 mois d'un

enfant mort depuis plusieurs jours. L'accident est attribué à
une chute légère. Cet accouchement prématuré est fait dans
des conditions d'asepsie douteuse, et un mois après apparaissent les pertes blanches abondantes avec douleur dans le
bas-ventre au moment des règles. (Injections chaudes, sang-
sues au périnée, bains d'Ussat),une amélioration sensible se
produit, les pertes diminuent et la santé revient. La malade
a souvent des migraines, est impressionnable, mais ne présente pas de stigmates d'hystérie. En mai 1900, une adénite
cervicale, probablement bacillaire, laisse sur le côté gauche
du cou une légère cicatrice blanche.

Maladie actuelle. — En décembre 1900, éprouve au
moment de la miction une sensation de brûlure dans toute
l'étendue de l'urètre et surtout au méat; la douleur est plus
vive à la fin de la miction et persiste pendant une heure ou
deux après le dernier jet d'urine. La miction devient de plus
en plus fréquente, 9 à 10 fois le jour, 3, 4 fois la nuit. Les
urines sont claires à ce moment, la quantité totale est à peu
près normale, c'est-à-dire de 1200 à 1500 grammes; jamais
d'hématurie.

On prescrit des tisanes diurétiques, du salol à l'intérieur
et des lavages de la vessie avec une solution faible de nitrate
d'argent.

Aucune amélioration ne se produit, la malade croit même
constater que les lavages à la solution de nitrate d'argent
accroissent les douleurs. Elle vient, le 30 mai 1901, consulter M. le Professeur Tédenat, qui constate l'existence
d'un petit polype au voisinage du méat, et d'une cystite dont
il réserve le diagnostic bactériologique. Il conseille : 1° tous
les jours une injection dans la vessie d'une solution de sublimé
à 1 p. 10,000; 2° trois cachets par jour de 0,30 centigram.
d'urotropine dans une tasse d'uva ursi; 3° la polypectomie.

Mais une douleur étant survenue dans la région lombaire gauche, la malade entre à l'hôpital le 13 juin 1902.

État actuel (14 juin 1902). — La malade se plaint de douleurs à la miction avec maximum au niveau du méat, mais s'irradiant dans tout le bas-ventre et semblant remonter jusqu'au rein gauche. Cette douleur, qui commence avec la miction, est comparée à une brûlure, s'exaspère au moment de l'émission des dernières gouttes et persiste une heure ou deux après la miction. La malade urine 8 ou 9 fois par jour, péniblement, 2 ou 3 fois la nuit. Ses urines sont claires, assez abondantes; la douleur lombaire sourde, peu vive quand la malade reste au repos, s'exagère par la fatigue ou par la pression au niveau du rein gauche.

L'appétit a disparu depuis plusieurs mois, vomissements, constipation, maux de tête fréquents, insomnie, de temps en temps un peu de toux sèche, quelques pertes blanches. Bien réglée. Pas de fièvre.

La malade a maigri beaucoup depuis 6 mois, cependant elle paraît encore d'aspect assez robuste et de constitution forte, son teint est coloré, mais elle a souvent les pieds froids et elle est migraineuse.

A l'examen, la région du méat apparaît rouge et le méat lui-même est très ouvert. Le toucher vaginal est douloureux, la musculature périnéale et vaginale solide ; le col, petit, est légèrement fendu en travers, regarde en avant ; le fond de l'utérus est basculé en arrière et tenu en rétroversion par de la périmétrite annexielle. A travers le cul-de-sac antérieur, on perçoit une petite nodosité résistante et douloureuse donnant assez l'impression d'un calcul qui serait enchâtonné dans la portion terminale de l'uretère gauche et qui aurait à peu près la forme et les dimensions d'un petit noyau d'olive.

La région lombaire gauche est douloureuse à la pression.

La palpation néphroleptique ne donne aucun résultat bien net ; mais la pression sur le trajet de l'uretère et du rein est douloureuse.

A l'auscultation, inspiration un peu rude aux deux sommets. Le cœur est bon, mais le pouls à 88 est petit.

Au cystoscope, l'urèthre apparaît rouge sur tout son trajet. Près du méat, un petit polype est cautérisé au fer rouge. La muqueuse vésicale est rouge vif.

Traitement ultérieur. — 1° Tous les jours, introduction dans l'uretère d'un crayon avec 0 gr. 10 cgr. d'iodoforme;

2° Injection dans la vessie, après miction, de 4 centimètres cubes d'une solution de sublimé à 1/10.000 ;

3° Injections vaginales chaudes au lysol ;

4° A l'intérieur 1 gr. de salol en deux cachets :

5° Un litre par jour de tisane d'uva ursi ;

6° Régime léger avec lait au repas et un litre de lait dans la journée.

Analyse des urines, 15 juin 1901. — Urines troubles, rougeâtres, foncées. Quantité : 1600. Densité : 1015. Réaction acide. Urée : 13.7 par litre. Glycose : 0. Albumine : traces.

Quantité : 1.000. Densité : 1017. Réaction acide, Urée : 17 gr. 6. Glycose : 0. Albumine : légères traces.

20. La malade est un peu améliorée, mais les douleurs sont encore vives et les mictions fréquentes ; 8-9 fois par jour.

23 Nouvel examen au cystoscope. Un autre polype est cautérisé vers la portion moyenne de l'urèthre. La malade souffre un peu plus dans la journée.

8 juillet. Le traitement est continué. Peu d'amélioration. La malade s'amaigrit un peu, l'appétit est mauvais ; il semble

cependant que les douleurs de la miction s'atténuent localement.

12. Urines moins troubles, dépôt jaunâtre, épais de un centimètre.

Quantité : 1200. Densité : 1018. Réaction acide. Urée : 14,3 par litre. Glycose : 0. Albumine : traces.

19. L'état ne s'améliore guère, bien que les douleurs au moment de la miction semblent s'atténuer un peu — l'appétit fait défaut. Les vomissements apparaissent de temps en temps quand la malade veut prendre des aliments solides.

8 août. La malade sort, bien qu'elle souffre encore. Elle va suivre un traitement hydro-minéral à la Preste. Mais elle ne peut supporter l'eau de la Preste. Elle vomit souvent et repart après un essai de 12 jours. Les douleurs lombaires continuent et elle rentre à l'hôpital.

4 novembre. La malade est très amaigrie, pâle, de teinte un peu terreuse, ses forces ont presque complètement disparu, l'appétit fait totalement défaut ; intolérance gastrique très marquée ; ne peut supporter que de très petites doses de lait et quelques crèmes, la malade tousse de temps en temps, le pouls est petit et à 96°. La peau est sèche et les extrémités froides. Les mictions sont plus fréquentes (toutes les demi-heures ou les vingt minutes), très douloureuses surtout à la fin ; la douleur dans la région lombaire gauche s'est exagérée. Le rein du côté gauche est très sensible à la pression. Le cystoscope révèle une muqueuse vésicale rouge foncé, avec de petits points jaunes ulcérés. L'urine assez abondante est trouble presque uniformément, avec un léger dépôt, après un long repos.

Analyse du 5 novembre 1901. — Quantité, 1.700 ; densité, 1009 ; réaction, acide ; urée, 5,16 par litre ; glycose, 0 ; albumine, traces ; phosphates, 0,65 ; chlorures, 5,30.

Injection intra-vésicale tous les jours de 4 centim. cubes d'huile iodoformée au 1/10.

Analyse du 6 novembre. — Quantité 1 000; densité 1.010; réaction, alcaline; urée, 7.17 par litre; glycose, 0; albumine, traces.

Recherche du bacille de Koch, négative.

Analyse du 11 novembre. — Quantité, 850; densité, 1014; réaction, acide; urée, 13,3 p. litre; glycose, 0; albumine, traces.

Les douleurs sont toujours assez vives au niveau de l'urètre, de la vessie, de l'uretère et du rein gauche. L'état général ne s'améliore pas.

Analyse du 18 novembre. — Quantité, 750; densité, 1016; réaction, acide; urée, 7,62 p. litre; glycose, 0; albumine, traces.

Le 19 novembre, on pratique le cathétérisme de l'uretère gauche; immédiatement après, la malade éprouve des douleurs vives et continuelles au niveau de la vessie et surtout à la région lombaire gauche. Le besoin d'uriner devient plus fréquent, et la quantité des urines émises subit une diminution notable; celles qui proviennent de la sonde sont foncées et laissent à la longue, au fond du bocal, un dépôt épais et brunâtre; les urines qui sont émises par le méat sont beaucoup plus claires, bien qu'elles laissent aussi un peu de dépôt jaune.

Analyse du 22 novembre.

Rein droit : Urines claires, Quantité, 300 gr. ; Densité, 1015 ; Réaction acide. Urée, 6,21 par litre ; Glycose, 0; Albumine, 2 gr. ; Phosphates, 0,45 ; Chlorures, 5,80.

Rein gauche : Urine foncée, Quantité, 250 ; Densité, 1016 ;

Réaction acide. Urée, 10 gr. par litre ; Glycose, 0 ; Albumine, 2,90 ; Phosphates, 0,50 ; Chlorures, 8 gr.

Analyse du 23 novembre.

Rein droit : Quantité, 125 ; Densité 1026 ; Réaction acide.
Urée, 24,5 par litre ; Glycose, 0 ; Albumine, 1,50.

Rein gauche : Quantité, 180 gr. ; Densité, 1027 ; Réaction
acide. Urée, 25,9 par litre ; Glycose, 0 ; Albumine, 5 gr.
Dépôt composé de pus en abondance, de sang, de cellules
épithéliales, pas de bacille de Koch.

La malade ne dort pas, ou très peu depuis plusieurs
nuits, elle souffre toujours dans toute la région gauche de
l'abdomen surtout au niveau du rein. Elle ne prend dans la
journée que deux ou trois petites tasses de lait et un peu de
crème, l'amaigrissement paraît s'accentuer. Un peu de toux
de temps en temps.

Pouls 86, petit, régulier.

Analyse du 24 novembre.

Rein droit : Quantité, 150 gr. ; Densité, 1026 ; Réaction
acide. Urée, 33,3 par litre ; Glycose, 0 ; Albumine, 1,50.

Rein gauche : Quantité, 200 ; Densité, 1026 ; Réaction
acide. Urée, 38,1 par litre ; Glycose, 0 ; Albumine, 4 gr.

En présence de l'intensité des douleurs, de la diminution
de la sécrétion urinaire, de l'affaiblissement général, une
intervention est décidée.

26. On retire la sonde urétérale. Analyse des urines :
Quantité, 350 ; Densité, 1016 ; Réaction acide. Urée, 11,8
par litre ; Glycose, 0 ; Albumine, 1, 20.

La malade paraît souffrir moins. Purgation au sulfate de
soude.

27. *Néphrectomie.* Anesthésie au chloroforme. Incision

longitudinale de 10 centimètres, à 8 centim. de la ligne des apophyses épineuses, et déviée en bas par un trait de 6 centimètres parallèle à la crête iliaque.

Incision de la masse sacro-lombaire et du carré des lombes. Les tissus sont rouges, saignent beaucoup. La graisse rétro-rénale forme une couche épaisse, relativement très vascularisée. Le rein est découvert et avec deux pinces de Museux, amené dans la plaie. Il est gros, augmenté approximativement d'un tiers de son volume, rouge violacé; les étoiles de Verheyen se voient, très marquées à sa surface. Une incision longitudinale suivant son bord convexe montre qu'il ne renferme ni calculs, ni pus, mais il présente une congestion violente, et la coupe rouge, violacée, où les pyramides de Malpighi sont peu visibles, saigne abondamment. Trois points coupés de catgut, le traversent de part en part, assurant la suture et l'hémostase.

L'atmosphère cellulo-adipeuse du rein est reconstituée par un surjet au catgut, mais laisse passer un gros drain de caoutchouc qui va à l'extérieur. Suture de la masse musculaire et des couches superficielles en un seul plan, au fil métallique. Pansement sec à la gaze iodoformée.

Le soir, la malade est bien éveillée, très faible, et n'a pas uriné. La sonde ramène 80 grammes d'urine foncée, trouble, sanguinolente. Souffre des reins, a vomi une fois. Diète. Temp., 37°6. P., 88.

28. Nuit assez bonne. Vomissements légers, 300 grammes d'urine trouble par cathétérisme. La douleur s'apaise au niveau du rein gauche.

29 Souffre moins, urine seule toutes les heures. Analyse : quantité, 550 ; densité, 1011. Réaction acide. Urée, 28,8 par litre. Albumine 1 g.20.

1er décembre. Ce matin le visage est reposé, la malade a dormi quatre heures la nuit et a uriné quatre fois. Douleurs au

niveau de la vessie, assez fortes à la fin de la miction ; mais
la douleur du rein gauche a presque complètement disparu.
La malade prend 2 litres de lait et un peu de tisane de chiendent. Elle va régulièrement à la selle, la température se
maintient suffisamment bonne : elle est à 37°6 ce matin et le
pouls à 112.

2. 1er pansement. La plaie a bon aspect, les lèvres sont
rapprochées, un peu rouges; suintement huileux.

Analyse : quantité, 1.000; densité, 1 014. Réaction acide.
Urée, 13,5. Glycose, 0; albumine, 0,90.

3. La malade souffre de moins en moins au niveau du
rein gauche. Elle urine toutes les heures; l'urine est plus claire
et un peu plus abondante. Les vomissements ont à peu près
cessé. 2 litres de lait.

5 Analyse : quantité, 1 200; densité, 1.012. Réaction
alcaline. Urée, 11.8 par litre : glycose, 0; albumine, 0,60.

7. 2me pansement. Ablation des fils. Suintement purulent.
La miction se fait encore toutes les heures et plusieurs fois
la nuit.

Analyse : quantité, 1.500; densité, 1011. Réaction acide.
Urée, 8,31; glycose, 0; albumine, 0,40.

10. La douleur du rein gauche a complètement disparu;
il n'y a plus que la miction qui soit douloureuse au niveau
du méat. L'appétit revient très lentement. La malade s'alimente avec 2 litres de lait et quelques œufs.

14. La plaie est en bonne voie de guérison.

Analyse : quantité, 750 : densité, 1016. Réaction acide.
Urée, 14,8; glycose, 0; albumine, 0,30.

17. Miction toutes les heures avec douleurs vers la fin,
au niveau du méat.

On prescrit une injection d'huile iodoformée au dixième
(4 centimètres cubes par jour).

20. Quelques maux de tête depuis hier ; légère douleur au niveau du rein droit.

24. Des injections d'huile iodoformée calment un peu les douleurs vésicales; urine toutes les heures ou toutes les heures et demie.

29. La douleur au niveau du rein droit a reparu hier, sourde, semblable à celle que la malade éprouvait du côté gauche.

6 janvier 1902. Urines : Quantité, 1100 ; densité, 1012. Réaction acide. Urée, 7,62 par litre ; albumine, 0,50.

9. La plaie du rein gauche est fermée. La douleur au niveau du rein droit persiste assez violente, surtout quand la malade s'assied. L'appétit est faible et les forces reviennent lentement. 7 ou 8 mictions par jour. 3 ou 4 la nuit.

On conseille à la malade de retourner chez elle, où on lui continuera les injections d'huile iodoformée. Elle quitte l'hôpital le 18 janvier. La guérison se maintient du côté gauche, mais la douleur du côté droit devient de plus en plus accentuée ; elle est quelquefois lancinante, s'exagère à la marche et s'irradie vers le bas-ventre. L'appétit revient un peu.

Elle rentre le 10 mai, salle Desault n° 31, et demande qu'on lui pratique du côté droit l'opération qui l'a soulagée à gauche .

Urine du 12 mai : Q. = 950. D = 1016. R. ac. Urée 17 gr. p. litre — Ni glucose ni albumine.

Opération du 15 mai 1903. — Le rein, découvert, apparaît volumineux, congestionné. La coupe montre la substance corticale hypertrophiée, et saigne abondamment — en un mot il est semblable au rein droit tel que l'avait révélé la première intervention.

Une mince tranche de parenchyme est sectionnée pour

être soumise à l'examen histologique. Cette dernière révèle des lésions de néphrite glandulaire avec prédominance au niveau des glomérules.

Suture par 3 points au catgut — Drainage de la plaie. Souffre un peu dans la journée. Urine sanguinolente à 750 gr. — Urine une fois sans cathétérisme.

15. Souffre un peu du côté droit, mais meilleure mine, teint coloré, urine de couleur normale. P = 104, bien frappé.

19. Pansement — La plaie a bon aspect, on laisse le drain, langue saburrale.

Urine du 24 mai, Q. = 550. D. = 1015. R. = alcal. Urée 15 gr. 6. Gluc. 0. Alb. 0.

26. Urine toutes les deux heures, souffre légèrement au niveau de la vessie à la fin de la miction, Q. = 1550. D = 1010. R. Alc. Urée, 7 gr. 40. Alb. = 0.

La malade s'alimente (2 côtelettes d'agneau ce matin) plus qu'elle n'avait fait depuis bien des mois. Pas de douleurs lombaires.

28. Un peu de bronchite. Cependant l'état général est bon. Urine toutes les deux heures avec douleur légère au niveau du méat — Quelques maux de tête.

Urine du 29 mai, Q. = 2350. D. = 1010. R. alcal. Urée, 6 gr. 32 par litre. Alb., traces.

1er juin. La malade se sent mieux et s'alimente.

3. Souffre un peu de la tête, surtout du côté droit. Mange bien et un peu de tout.

7. Urine, Q. = 950. D. = 1026. R. alcal. Urée, 24 gr. 7. Albumine, 0.

Cette dernière analyse laisse prévoir une notable amélioration. La plaie est d'ailleurs fermée. Les douleurs sont bien diminuées au niveau du méat et n'existent plus du tout dans la région lombaire. L'appétit et les forces reviennent.

24. Sort en bon état. Urine toutes les 2 heures 1/2. Ne souffre pas.

Un an et demi après, nous avons pu avoir des nouvelles de cette malade, dont l'amélioration persiste, bien qu'elle urine encore toutes les 3 à 4 heures — Les douleurs ont disparu et l'état général est satisfaisant.

Observation II

Recueillie dans le service de M. le Professeur TÉDENAT

Néphrite chronique à forme néphralgique. Amélioration par le traitement médical

S. C..., scieur de long, 17 ans, entré le 9 décembre 1902, dans le service de M. le professeur Tédenat, salle Bouisson n° 10, pour mictions fréquentes et douloureuses.

Antécédents héréditaires. — Parents en bonne santé. Mère rhumatisante.

Antécédents personnels. — Fièvre typhoïde vers l'âge de 3 ou 4 ans. Bonne santé habituelle.

Maladie actuelle. — Début il y a 1 mois 1/2 ; à cette époque s'expose au froid, en se couchant sur un sol humide, et quelques jours après, le 28 octobre 1902, est pris brusquement de pollakiurie. Il est obligé d'aller uriner toutes les 5 minutes, dit-il ; les besoins sont très impérieux, bien que la quantité d'urine émise chaque fois soit très minime. Le malade éprouve une douleur au niveau du méat surtout à la fin de la miction. Les urines sont troubles et quelquefois teintées par un peu de sang. Cette pollakiurie dure 2 ou 3 jours environ et diminue un peu sous l'influence du repos. On lui fait prendre les eaux de la Preste, qui semblent aussi apporter un certain soulagement.

État actuel. — Le malade, bien constitué, mais un peu pâli, urine en ce moment 7 ou 8 fois le jour, 3 ou 4 fois la nuit. Chaque fois, il souffre un peu à l'hypogastre et aussi au niveau de la région lombaire. Mais ces douleurs n'ont jamais eu de rapport avec la marche ou les exercices violents. Un peu de polyurie : 3 litres à 3 litres 1/2.

Depuis quelques jours, hématurie presque à chaque miction, qui semble se manifester surtout à la fin.

A maigri depuis le début de la maladie.

Bon appétit, constipation légère. Aucun trouble des autres appareils. Se sent bien.

Analyse des urines du 10 décembre : Quantité, 1200 ; densité, 1041 ; réaction alcaline, urée, 14,1 par litre ; glycose, 0 ; albuminurie, 1 gr. 40 ; chlorures, 5 gr. 80 ; phosphates terreux dans le dépôt.

Traitement. — Tisane de chiendent ; régime lacté mixte avec œufs, purées, légumes. Benzoate de soude : 2 gr. par jour ; iodure de potassium, 0,50 par jour.

Urines du 12 décembre : quantité, 2600 ; densité 1010 ; urée, 11 gr. 8 par litre ; albumine, 0,60. Cylindres hyalins.

Le malade urine toujours 10 ou 12 fois dans les 24 heures avec un peu de douleur rétro-pubienne et lombaire. Mais pendant plusieurs jours l'intérêt réside surtout dans l'état des urines, dont nous donnons quelques analyses :

13 décembre : quantité, 3000 ; densité, 1010 ; réaction alcaline ; urée par litre, 9,04 ; glycose, 0 ; albumine, 0,50.

15 décembre : quantité, 5300 ; densité, 1007 ; réaction alcaline ; urée par litre, 6,77 ; glycose, 0 ; albumine, traces.

16 décembre : quantité, 4200 ; densité, 1009 ; réaction alcaline ; urée par litre, 7,90 ; glycose, 0 ; albumine, traces.

17 décembre : quantité, 4500 ; densité, 1010 ; réaction alcaline ; urée par litre, 9,04 ; glycose, 0 ; albumine, traces.

19 décembre: quantité, 3700; densité, 1010; réaction acide; urée par litre, 8.92 ; glycose, 0: albumine, 0.10 gr.

22 décembre: quantité, 5000; densité, 1010; réaction neutre; urée par litre, 7.06; glycose, 0 : albumine, traces.

Puis elles redeviennent acides, tandis que l'albumine peut à nouveau être dosée.

Mais toujours persiste la polyurie (entre 3000 et 5000 grammes), et le 31 décembre, par exemple, nous trouvons : quantité, 3,800 grammes ; densité, 1012 ; réaction alcaline ; urée, 9,47 ; albumine, 0,40.

Le 7 janvier, quantité, 4200 grammes: densité, 1010; réaction alcaline ; urée, 9,36; albumine, 0,50 ; et jusqu'au moment de sa sortie, 9 janvier, les analyses se ressemblent à tel point qu'il nous paraît inutile de les reproduire ici

Toutefois, le régime lacté mixte et le traitement médicamenteux ont apporté un soulagement très notable en ce qui concerne la pollakiurie et la néphralgie, le malade n'urine plus maintenant que 6 à 7 fois dans les 24 heures.

Cette considération, jointe à l'allure clinique, à la présence d'albumine, de cylindres, à la pollakiurie, confirme encore le diagnostic de néphrite chronique survenue chez un jeune.

Nous avons eu l'occasion de le revoir en septembre 1903. Il a fidèlement suivi le traitement médicamenteux et observé les précautions hygiéniques. L'hématurie ne s'est pas reproduite, les douleurs lombaires ont diminué; quant à la pollakiurie, elle se manifeste surtout la nuit après un travail pénible. L'état général est d'ailleurs très bon et une analyse d'urine donne à cette époque :

Quantité, 2,100 ; réaction acide ; densité, 1013 ; urée, 12 gr. 50 par litre ; albumine, traces.

Ce qui indique une amélioration notable qu'il faut probablement attribuer en majeure partie à l'hygiène.

Observation III

Recueillie dans le service de M. le professeur Téorsat

Hématurie brightique

J. B..., 45 ans, représentant de commerce.

Entre le 20 novembre 1902 à l'hôpital Suburbain de Montpellier, salle Bordeu, pour miction sanglante.

Antécédents héréditaires. — Père mort asthmatique ; une sœur rhumatisante.

Antécédents personnels. — Fièvre typhoïde à 22 ans. Quelques douleurs rhumatismales à 25 ans. Blennorrhagie à 26 ans. Ethylisme et nicotisme léger.

Maladie actuelle. — Début il y a huit mois ; un soir, sans cause apparente, le malade s'aperçoit que ses urines présentent une couleur rouge foncée tant que dure la miction. Aucune douleur autour au niveau de la vessie, ni des reins. L'hématurie, très nette, continue pendant trois jours, avec un peu de pollakiurie ; les urines laissent un dépôt léger au fond du vase. Peu à peu tout rentre dans l'ordre. La santé générale n'est pas altérée ; l'appétit est conservé ; aucun autre symptôme alarmant. Un mois après, nouvelle hématurie qui ne dure qu'un jour, avec un peu de douleur au niveau du méat au moment de la miction et sensation de pesanteur lombaire plus marquée à droite. Deux mois après encore, le malade pisse du sang cette fois pendant cinq jours ; le liquide est presque noir, dit le malade, mais les douleurs ne s'accentuent pas ; enfin l'hématurie a reparu il y a trois jours.

Etat actuel — Le malade paraît jouir d'une bonne santé

générale ; le teint est pourtant un peu pâle, et il dit que ses forces ont baissé ; néanmoins, l'appétit est bon. Les urines sont d'une couleur lie de vin uniforme et laissent au repos un dépôt un peu boueux de plusieurs centimètres d'épaisseur. On pense un moment à un néoplasme vésical. Rien au poumon. Deuxième bruit du cœur un peu sec à la base. Pas de bruit de galop ; le malade refuse de se laisser explorer le canal.

Analyse des urines du 29 novembre :

Quantité, 1,250 ; réaction alcaline ; densité, 1.022 ; urée, 16 gr. 5 par jour ; phosphates, 3 gr. par jour ; pas de glucose ; albumine, 1 gr. 20.

L'hématurie continue un jour et demi avec le même aspect ; mais au bout de ce temps, elle disparaît beaucoup plus rapidement qu'on n'eût pu l'espérer.

Diagnostic. — Hématurie d'origine brightique.

Traitement. — Régime lacté mixte, légumes cuits, farineux. Suppression de l'alcool. Tous les jours, 0,50 centigr. d'iodure de potassium.

Le malade sort le 26 novembre 1902.

Il rentre le 26 janvier 1903.

Il est beaucoup plus maigre, très affaibli, pâle, un peu de toux ; douleurs lombaires presque continues, mais intenses surtout quand le malade urine du sang, ce qui arrive maintenant 3 ou 4 jours par semaine. La pression au niveau des lombes est douloureuse, principalement à droite. L'appétit a disparu — le malade vomit souvent le peu d'aliments qu'il prend et tolère difficilement le lait.

Maux de tête fréquents, insomnies et cauchemars. Depuis sa sortie de l'hôpital, la pollakiurie s'est accentuée ; il urine maintenant 6 ou 7 fois la nuit.

Analyse d'urines du 4 février. — Quantité, 750. Réaction

alcaline. Densité, 1027. Urée, 11.50 par jour. Pas de sucre. Albumine, 3 gr. 20.

Quantité notable de sang avec caillots.

Traitement : Régime lacté. Benzoate de soude, 2 grammes. Tisane d'uva ursi.

29. La quantité d'urines se maintient à 750 gr.: elles sont moins rouges.

1er février. L'état a empiré — la faiblesse s'accentue; les urines n'augmentent pas de quantité, bien que l'on essaye de faire boire le malade. Langue sèche. — Quelques vomissements.

2 Délire. Le malade accuse une céphalalgie assez pénible. Il dort peu. Un peu de gêne respiratoire et de toux.

4. Le malade présente les symptômes de l'urémie. Langue sèche. Maux de tête avec insomnie. La gêne respiratoire augmente. Vomissements. — Les douleurs lombaires n'ont guère augmenté, mais la quantité d'urine est peu à peu tombée à 400 gr. avec 2 gr. 50 d'albumine.

Inhalations d'oxygène. — Sérum artificiel : 1 litre par jour; injections d'éther.

5, soir. Mort dans le coma urémique.

Autopsie : Rien au niveau de la vessie ni des uretères.

Le rein droit, hypertrophié, pèse 340 gr., il est de teinte violacée avec des étoiles de Verheyen dilatées, la capsule se laisse facilement détacher. Sur une coupe, la substance corticale apparaît épaisse et congestionnée, de même que les colonnes de Bertin; la substance médullaire est de dimension normale, mais de couleur un peu plus foncée que d'ordinaire.

Le rein gauche présente à peu près les mêmes lésions, mais il est un peu moins volumineux. Poids 315 grammes.

La coupe offre le même aspect, avec de petits points hémorragiques dans la substance corticale.

L'examen histologique, fait au laboratoire d'anatomie pathologique, démontre qu'il s'agit de néphrite parenchymateuse, où prédominent les lésions de gloméralite, avec un peu d'œdème du tissu interstitiel.

Observation IV

Recueillie dans le service de M. le professeur TÉDENAT.
Néphrite chronique, à forme hématurique, chez une gravidique.

R. C., 26 ans, entre dans le service de M. le professeur Tédenat, salle Desault, n° 30, le 4 juin 1902, pour hématuries et douleurs à la miction.

Antécédents héréditaires. — Père asthmatique, une sœur en bonne santé.

Antécédents personnels. — Dans son enfance, adénites cervicales, dont quelques-unes ont suppuré et laissé de légères cicatrices. S'enrhume facilement l'hiver. En ce moment présente une adénite, de moyen volume, probablement bacillaire, sur le côté gauche du cou. Réglée à 12 ans, sans douleurs. Pertes blanches habituelles depuis un an environ, mais ne se sont pas accompagnées à leur début de douleurs à la miction. Les règles manquent depuis trois mois et demi. La malade se croit enceinte.

Maladie actuelle. — Début il y a 5 mois environ par pollakiurie, qui, très progressivement, a porté le nombre des mictions à 7 ou 8 dans la journée et presque autant la nuit. Les urines restent claires au début, augmentent un peu en quantité et, d'après une analyse précédemment faite, n'auraient pas renfermé d'albumine. En même temps apparaît, au moment des mictions et surtout à la fin, une sensation de brûlure légère au niveau du méat, avec sensation de lourdeur dans la région lombaire et surtout à gauche.

Il y a 12 jours environ, les urines ont présenté, sans cause apparente, une coloration rouge clair qui a fort effrayé la malade; leur abondance, ni la fréquence des mictions n'ont été modifiées, mais la néphralgie semble s'être un peu accentuée; les douleurs de reins sont plus vives, surtout après la marche.

L'appétit est légèrement diminué. Cependant l'état général ne paraît pas atteint; pas d'amaigrissement, le teint est coloré, mais faciès de scrofuleuse. Toutes les autres fonctions s'accomplissent bien. Le toucher vaginal permet de déceler un col gros, à peine ramolli, avec un orifice externe fermé et punctiforme. L'utérus est volumineux, dépasse la symphyse, un peu basculé en arrière, avec la portion sus-isthmale, de consistance un peu ramollie. Tout fait présager une grossesse de trois mois et demi environ. L'exploration de l'urèthre et de la vessie reste sans résultat positif. Les urines du 5 juin sont rouge foncé, presque lie de vin, et laissent un dépôt nuageux.

Analyse du 6 juin : Quantité : 2200. Densité : 1016. Réaction acide. Urée : 7,4 par litre. Pas de sucre. Albumine ; 0,20 par litre. Glob. des rouges en très grande abondance et quelques globules blancs dans le dépôt. Cylindres hyalins.

9. L'hématurie a à peu près disparu, la pollakiurie et les douleurs lombaires persistent.

Les instillations de sublimé à 1 p. 20.000, pas plus que celles de nitrate d'argent à 1 p. 150, très prudemment essayées, demeurent sans résultat, et accroîtraient plutôt les douleurs.

Diagnostic. — Néphrite chronique avec hématuries chez une femme enceinte.

Traitement. — 1° Injections vaginales chaudes au lysol ;

2° Régime lacté absolu pendant une semaine, suivi du régime mixte ;

3° Benzoate de soude, 1 gramme par jour ;

4° Frictions sèches sur les membres matin et soir ;

5° Un bain tiède tous les 3 jours.

Urine du 15 juin : quantité, 1800 grammes ; réaction acide ; densité, 1018 ; urée, 10 gr. 50 par litre ; glucose, 0 ; albumine, 0,10 centigr. ; cylindres hyalins. La quantité de sang a diminué.

19. Quantité, 2000 grammes ; réaction acide ; densité, 1017 ; urée, 10 grammes par litre ; albumine, 0.20. Sang en assez grande quantité.

22. Sous l'influence du repos et du traitement, les douleurs lombaires et les sensations de brûlure au méat ont considérablement diminué, la pollakiurie est aussi moins marquée. La quantité de sang semble déjà être en diminution.

1er juillet. Toujours un peu de sang dans les urines, mais le liquide est de couleur rosée et non brunâtre comme au début. Les douleurs sont beaucoup moins fortes.

Analyse. 2 juillet. Quantité, 1700 grammes ; acide ; urée, 11 grammes par litre ; albumine, traces.

7 juillet. Quantité, 1900 grammes ; acide ; urée, 10 gr. 5 par litre, albumine, 0,10.

Les cylindres existent encore, mais le sang disparaît peu à peu, et le 9 juillet les urines sont claires, l'hématurie depuis ce moment ne reparaît plus ; il y a toujours un peu de fréquence des besoins ; mais, à sa sortie, le 8 août, elle est en bien meilleur état.

Rentre le 2 octobre 1903. — Son accouchement s'est fait sans accident, mais les derniers mois de sa grossesse ont été marqués par des œdèmes des membres inférieurs et des crises de dyspnée avec quelques vomissements. Huit jours après l'accouchement, galactophorite qui semble céder à l'expression de la glande mais à laquelle succède un abcès du sein que l'on incise et qui exige des pansements souvent répétés.

La malade a eu quelques crises d'hématurie, l'albuminurie atteignait 2 gr. 50 par litre, malgré le régime lacté. L'état général s'est affaibli.

Au moment de son entrée, elle présente un abcès du sein gauche, qui est traité chirurgicalement.

Les urines ne sont plus rouges depuis 5 à 6 mois.

Analyse du 12 octobre 1903. Quantité, 1700 grammes; réaction alcaline; densité, 1018; urée, 10 grammes par litre; albumine, traces.

Les douleurs lombaires sont très atténuées et la fréquence moins grande.

Il semble que l'affection rénale soit en voie de sensible amélioration, ce qui nous confirme encore dans le diagnostic porté il y a un an.

Observation V

Nous donnons la première partie de cette observation telle qu'elle fut publiée dans la thèse de notre camarade le docteur Puig-Ametler. (Th. de Montpellier, 1903.)

A ce moment, les hématuries furent attribuées à une petite tumeur à fibres lisses que révéla l'examen histologique. L'hypothèse était très justifiée. Et ce n'est qu'après avoir revu le malade qui, deux ans après, rentra dans le service de M. le Professeur Tédenat, que nous avons pu émettre l'idée que peut-être la petite néoplasie à fibres lisses n'était pas seule responsable des hémorragies. Au reste, l'examen microscopique avait révélé encore « des lésions non douteuses de néphrite interstitielle et parenchymateuse ». De plus, l'hématurie et la douleur dataient déjà de plusieurs années, et depuis longtemps, dit le malade, ses urines renfermaient de l'albumine. Enfin, le meilleur argument en faveur de notre diagnostic est le retour des hématuries deux ans après la néphrectomie. On peut donc se demander si le peloton de fibres musculaires lisses entrecroisées, que signale l'examen histologique, n'était pas une prolifération anormale de ces fibres musculaires lisses qui, chez l'embryon, doublent le péritoine sur toute son étendue.

Première partie (*in* Th. de Puig-Ametler : *Des tumeurs malignes du rein chez l'enfant et chez l'adulte*, Montpellier, 1900).

« Jean D..., 37 ans, employé à l'hôpital suburbain.

Antécédents héréditaires. — Père mort à 67 ans, vieux tousseur ; mère, bien portante, 70 ans ; un frère mort de granulie. Pas d'hérédité néoplasique.

Antécédents personnels. — Aucune maladie antérieure. Il fait 4 années de service militaire sans un jour d'infirmerie. Aucune maladie vénérienne. Pas d'habitudes alcooliques. Aucun surmenage.

Habitus général. Grand, plutôt maigre.

Maladie actuelle. — Début : Depuis le mois de mai 1899, le patient sentait sa région lombaire gauche sans y éprouver, à proprement parler, une véritable douleur. Il dit bien qu'il ressentait une gène plutôt qu'une souffrance, et encore cette sensation était-elle intermittente, apparaissant et disparaissant sans motif appréciable. Le malade ne s'en était donc pas autrement préoccupé, quand, le 4 juillet 1899, deux mois après environ, dans l'après-midi, en se levant après une sieste de 2 heures, il pissa rouge.

Cette hématurie, qui était totale, se renouvela durant trois jours, mais non pas à chaque miction; certaines fois l'urine était parfaitement claire. Nous pensâmes alors à une hémorragie rénale, d'origine tuberculeuse, comme on en voit survenir au début de l'envahissement du parenchyme rénal par les granulations sous l'influence de l'irritation congestive qui en résulte. Nous accusions d'autant plus volontiers la tuberculose, que le frère du malade était mort deux ans auparavant de granulie. Cependant, l'auscultation de la poitrine fut négative. Les hématuries cessèrent spontanément, sans médication spéciale autre que le régime lacté mixte, conseillé au malade.

Depuis cette première crise, il persistait la même gêne qu'au début dans la région lombaire gauche, avec irradiations postérieures, parfois vers l'épaule, la fesse ou la cuisse du même côté. Jamais de douleurs le long de l'uretère, ni du côté du testicule; en somme, jamais de colique néphrétique.

Le régime alimentaire était des moins excitants, presque pas de vin que du lait remplaçait aux repas : aucune fatigue, aucun surmenage.

Le 25 septembre 1899, le malade se sent fatigué et entre dans le service de M. le professeur Carrieu, lit n° 15, salle Combal.

Il est soigné pendant 35 jours pour une dothienentérie. Durant cette période à cinq reprises différentes il y eut une miction hémorragique.

Le malade supportait mal les bains, car il souffrait dans la région lombaire, quand il était dans l'eau. Après un mois de convalescence, il reprenait son service.

Le 1er avril 1900, nouvelle crise hématurique qui dure trois jours, sans fièvre comme la première et avec les mêmes caractères d'alternance de mictions claires et de mictions colorées. A ce moment, le malade pissa quelques caillots sans importance. Le 1er septembre 1900, troisième crise hématurique, plus abondante que les précédentes, mais présentant les mêmes caractères, durant 5 jours. Le malade, préoccupé de voir se renouveler sans raison ces hémorragies, réclame l'examen d'un chirurgien pour savoir s'il est utile de le débarrasser de son rein gauche. Il entre dans le service de M. Imbert, salle Bouisson, annexe.

Examen du malade. Le rein n'est pas perceptible à la palpation, ni douloureux à l'exploration, pas plus à droite qu'à gauche. Le canal de l'urèthre est parfaitement libre. La vessie se vide complètement, elle est peu sensible. Les urines sont encore un peu troubles, du fait probablement de l'hématurie récente. L'appareil génital, la prostate, ne renferment rien d'anormal.

L'analyse des urines de 24 heures, le 13 septembre, donne les résultats suivants : Quantité, 1500 gr. ; Densité, 1018. Réaction acide. Urée, 17 gr. 6, par litre. Traces d'albumine (pouvant être attribuées à l'hématurie récente). Cependant le malade nous affirme qu'on a toujours trouvé une légère quantité d'albumine chaque fois que ses urines ont été analysées.

La recherche des bacilles faite dans cette urine donne un résultat négatif. L'examen cystoscopique pratiqué par M. Imbert montre que la vessie est normale et que les deux uretères fournissent une urine sensiblement claire.

En présence de ces constatations, le diagnostic demeure douteux ; on repousse l'idée de néoplasie en raison de l'ancienneté relative des hématuries sans augmentation relative du volume du rein. Le calcul n'est pas davantage probable ;

les signes ne s'en sont jamais montrés ; le malade n'a jamais uriné de sable ; les hématuries n'ont jamais eu de rapport avec les mouvements, etc. La présence déjà ancienne de l'albumine dans les urines pourrait faire songer à une hématurie résultant d'une néphrite ; mais la néphrite, si elle existait réellement, devrait probablement se rattacher à la fièvre typhoïde, et les hématuries avaient paru antérieurement à cette maladie. Les autres affections hématuriques ne pouvant guère être invoquées, on en était réduit à se rattacher à l'idée déjà ancienne de tuberculose rénale primitive n'ayant pas encore envahi les autres organes urinaires. L'examen bactériologique n'était pas venu confirmer ce diagnostic, mais on sait que les bacilles n'apparaissent dans les urines que lorsque la tuberculose est ouverte, c'est-à-dire à une période assez tardive.

Dans le but de confirmer le diagnostic et surtout afin de s'assurer de la capacité relative de chaque rein, M. Imbert pratiqua, le 14 septembre, le cathétérisme de l'uretère gauche. La persistance avec laquelle le malade accusait des douleurs dans l'uretère gauche nous permettait, en effet, de penser que la lésion siégeait de ce côté. La sonde urétérale fut bien supportée et demeura en place 14 heures.

Le résultat de l'analyse comparée des urines rénale et vésicale fut le suivant :

Urine vésicale (rein droit) : Quantité, 580. Densité, 1009. Urée, 8,12. Sucre, 0. Albumine, traces.

Urines du rein gauche : Quantité, 550. Densité, 1015. Urée, 13. Sucre, 0. Albumine, traces.

L'analyse des deux urines montrait donc que les deux reins fonctionnaient normalement, ce qui n'avait pas lieu de nous surprendre, étant donné que nous considérions la lésion tuberculeuse comme peu avancée.

Elle nous montrait que le rein droit, bien que paraissant

inférieur au rein gauche comme rendement en urée (4 gr. 7 contre 7. gr. 60), pouvait encore efficacement assurer la dépuration urinaire.

M. Imbert décida donc de pratiquer une néphrotomie exploratrice du côté gauche afin de vérifier le diagnostic.

Néphrotomie exploratrice le 17 septembre 1900. Incision lombaire. Le rein est facilement amené hors de la plaie ; il paraît extérieurement sain ; une incision suivant son grand axe ne montre pas davantage de lésions. Le pédicule est comprimé et des points de suture profonds et superficiels sont placés. La plaie est réunie par-dessus une mèche de gaze, qui est laissée dans un but hémostatique, car il se produit une hémorragie en nappe de la plaie assez abondante. Dans la journée, le malade urine du sang presque pur ; le soir il existe une rétention complète que l'on fait disparaître complètement par l'aspiration ; mais la perte de sang est déjà notable et le malade est déjà assez affaibli. Toute la nuit encore, les mictions sont très chargées de sang, si bien que le lendemain matin, malgré de nombreuses injections de sérum, le malade se trouve dans un état de faiblesse très prononcé.

En présence de cette hématurie persistante et qui menace sérieusement et à bref délai la vie du malade, on décide de pratiquer la néphrectomie. L'opération est faite le 18 septembre au matin. Elle est très facilement conduite ; le rein est extrait sans difficulté, il est gros et congestionné et ne présente pas extérieurement la moindre trace d'hémorragie ; ligature du pédicule à la soie, et section. Les suites de l'opération ont été aussi bonnes que possible. La température a oscillé pendant 4 jours autour de 38° ; après le premier pansement, elle descend au-dessous de 37° pour ne plus remonter au-dessus de 37°5. A partir de ce moment, le malade a commencé à manger et sa convalescence a été des plus ra-

pides. Quinze jours après son opération, on lui permettait
de se lever dans sa chambre, et depuis l'opéré se trouve
dans un excellent état. Ses forces sont complètement reve-
nues et il reprend son service le 1er novembre. La gêne
qu'il ressentait du côté gauche avant l'opération a disparu :
il éprouve seulement de ce côté une certaine sensibilité
vague. Les urines, analysées le 4 octobre, ont donné les résultats suivants :

Quantité : 1800. Densité : 1014. Réaction alcaline. Urée :
11,8 par litre. Albumine : traces.

Examinées encore le 27 octobre, les urines donnent :

Quantité : 2400. Densité : 1015. Réaction acide. Urée : 13,5
par litre. Albumine : traces.

La quantité est élevée, car le malade continue à boire deux
litres de lait, outre son régime ordinaire. Examen microscopique du rein gauche. Le rein extirpé est assez volumineux, de coloration foncée ; à la surface, on voit sous la capsule de petites hémorragies en nappe. En faisant sauter les
points de suture qui avaient été précédemment appliqués sur
la plaie rénale et l'agrandissant par une incision, il est
impossible de reconnaître à quel endroit a pu se produire
l'hémorragie. En un point, on voit que la surface rénale est
déprimée comme par une tête d'épingle.

Examen microscopique. La substance rénale, dans son
ensemble, présente des lésions non douteuses de néphrite
interstitielle et parenchymateuse, mais la lésion la plus
intéressante est celle qui correspond à la dépression signa-
lée. Sur une coupe de cette région, on voit, immédiatement
au-dessous de la capsule, un amas de fibres lisses entrecroisées dans tous les sens. L'ensemble constitue un peloton
musculaire, en quelque sorte paraissant indépendant de la
capsule et se prolongeant en pointe du côté gauche du bassi-

net. Les fibres musculaires lisses sont mélangées à du tissu conjonctif, d'apparence jeune, qui l'enveloppe ; mais les canalicules qui sont les plus rapprochés du petit noyau musculaire sont sensiblement comprimés et leur cavité n'existe qu'à l'état virtuel : à mesure qu'on s'éloigne, les canalicules reprennent leur aspect normal et leurs dimensions habituelles.

Au voisinage de ces amas de fibres lisses, mais non en contact avec lui, on voit un ensemble de tubes injectés de sang qui a suivi les canalicules, car on le retrouve dans différents tubes à mesure qu'il se rapproche des canaux collecteurs. Lorsqu'on examine à un plus fort grossissement, on voit que les hématies sont renfermées soit dans les canalicules du rein, soit dans les vaisseaux : en aucun point, il ne paraît y avoir eu d'hémorragie interstitielle.

2e Partie. Depuis l'opération le malade se trouvait bien ; l'appétit était bon, les forces suffisantes pour accomplir un travail peu fatigant. Un peu de polyurie (1800 grammes en moyenne) avec pollakiurie légère. Lorsque tout à coup, le 4 Mars 1902, à la première miction du matin, il s'aperçoit que ses urines sont rouge clair. L'hématurie, moins nette dans la journée, se reproduit pendant trois matins consécutifs, sans douleur.

Il entre dans le service de M. le professeur Tédenat le 6 mars.

Bon aspect général, mais le malade est effrayé et il perd l'appétit.

Analyse du 8 mars. Quantité, 1750 ; densité 1018 ; réaction acide ; urée, 9 grammes par litre ; albumine, traces.

Sang en quantité notable.

Pas de douleurs à la pression lombaire.

La quantité des urines oscille entre 1600 et 2000 grammes

avec des traces d'albumine, l'hématurie diminue peu à peu pour disparaître progressivement au bout de 8 jours.

Le traitement institué fut :

1° Régime mixte, avec lait aux repas ;

2° Tisane d'uva ursi, 2 litres ;

3° Iodure de sodium 0,10 par jour, pendant 20 jours par mois ;

4° Frictions sèches deux fois par jour ;

5° Éviter fatigue, froid, alcool.

Le malade, rassuré, sort le 12 mars. Nous avons pu le suivre pendant quelques semaines, où il se conformait très scrupuleusement à son traitement et se trouvait très bien

Nous avons su qu'il était mort d'accident environ un an après.

Observation VI
Due à l'obligeance de M. le Professeur TÉDENAT

Un ouvrier terrassier, âgé de 43 ans, entra dans le service de M. Tédenat, salle Bouisson, hôpital suburbain, le 5 mai 1893, dans l'état suivant :

Depuis trois jours, il n'avait pas uriné. Un médecin avait pratiqué le cathétérisme la veille et n'avait pas retiré d'urine, mais avait provoqué une légère uréthrorrhagie. La langue était sèche, la soif vive, les bourses énormément tuméfiées, rouges, ainsi que la verge. Le malade éprouvait de fréquents besoins d'uriner et se plaignait de souffrir beaucoup dans les régions hypogastrique et lombaires.

L'interne du service ayant diagnostiqué une infiltration d'urine, avait tout préparé pour une uréthrotomie externe.

Comme il n'y avait pas eu de traumatisme récent ou ancien du périnée et que le malade niait avoir jamais eu de

blennorrhagie, M. Tédenat, après irrigation aseptique du
canal, prit une sonde à béquille en gomme nᵒ 23 et l'intro-
duisit facilement dans la vessie. Il éprouva pourtant une
légère résistance au niveau de la région membraneuse, par
suite d'un spasme d'ailleurs peu intense et de courte durée.
Par la sonde, il coula environ 50 grammes d'urine sanguinolente. Donc, pas d'obstacle mécanique à l'évacuation de
l'urine, mais sécrétion rénale amoindrie.

Frappé de la bouffissure de la face et de la tuméfaction des
paupières, d'un œdème assez marqué aux malléoles et à la
face interne des cuisses, M. Tédenat pensa, à cause de la
rareté et de la sanguinolence de l'urine, à une néphrite aiguë.
La pression profonde dans la région des reins était vague-
ment douloureuse.

Sous l'influence du repos, de frictions sèches sur tout le
corps, de boissons alcalines et du régime lacté, la sécrétion
rénale reprit, sous forme de véritable polyurie à partir du
troisième jour, les œdèmes disparurent rapidement, l'albuminurie persista et il fut facile de s'assurer que le malade
était un ancien brightique, qui, sous l'influence du froid et
d'excès de boissons, avait eu une poussée vers ses reins.

CONCLUSIONS

1° La néphrite chronique peut revêtir des aspects cliniques qui font penser à une affection chirurgicale.

2° L'hématurie et la néphralgie sont des symptômes fréquents au cours du mal de Bright.

3° Ils se voient souvent chez de jeunes sujets.

4° Les lésions qui leur donnent naissance sont des néphrites chroniques en général. Toutefois elles peuvent être minimes et sont souvent de nature scléreuse.

5° Le pronostic en est relativement bénin.

6° Le diagnostic de Brightisme devra souvent se faire, même en l'absence des signes classiques comme l'albuminurie et les œdèmes.

7° Le traitement médical doit toujours être essayé. Il offre souvent de très grandes ressources.

8° Les traitements chirurgicaux semblent bien avoir, à l'heure actuelle, donné des améliorations notables, ou même des guérisons.

C'est la néphrotomie qui paraît le plus souvent indiquée. Elle peut même, dans l'urémie, rétablir la perméabilité rénale.

La décapsulation est une opération qui jusqu'ici paraît bénigne et surtout efficace dans les formes scléreuses.

Il faut être très réservé quand il s'agit de la néphrectomie et se bien assurer au préalable du bon fonctionnement de l'autre rein.

BIBLIOGRAPHIE

Albarran. — Diagn. des hématuries rénales (Annales des mal. des org. génito-urinaires, mai 1898).

— L'hypertrophie compensatrice en pathologie rénale (Presse médicale, 22 février 1899).

— Société de chirurgie, 12 juin 1901.

— Hématuries des néphrites méconnues (Association française d'urologie, 1899).

Brault. — Art. Hématuries et art. Néphrites, in Traité de médecine de Charcot, Bouchard, Brissaud.

Broca. — Hémophilie rénale et hémorragies rénales sans lésions. Ann. des mal des org. génito-urin., déc. 1894.

Brodeur. — De l'intervention chirurgicale dans les affect. du rein. Th. de Paris 1886.

Chauffard. — Art. Néphrites in Tr. de Méd. de Brouardel et Gilbert.

— Les hypertrophies compensatrices au cours des néphrites chroniques (Sem. médicale, 21 déc. 1898).

Claude et Balthazar. — Effets de la décapsulation du rein. Comptes rendus de la Soc. de Biologie, 1er mars 1902.

Demons. — XIIe Congrès de chirurgie, 1898.

De Kermæker. — Annales de la Soc. belge de chirurgie, 15 déc. 1897.

Dieulafoy. — Le mal de Bright sans albumine (Ac. de Médecine, 6 juin 1893).

Edebohls. — The cure of chronic Bright's disease by operation (Medical Record New-York, 21 déc. 1901)

— Annals of Surgery, février 1902.

— British medical journal, 8 nov. 1902.

Esbner. — American journal of medical sciences, 1903.

FERGUSON. — Surgical treatment of nephritis or Bright's disease
  Medical Standard. Chicago, juin 1899

GERHARDT. — Congrès de Moscou, 20 août 1897

GUITÉRAS. — The surgical treatment of Bright's disease. The New-
  York medical journal, 17 mai 1902.

GUYON. — Leçons cliniques sur les maladies des voies urinaires

HAMEL. — De l'hématurie essentielle (Th. de Paris. 1897).

HARRISON. — Contribution to the study of some forms of albuminuria (The Lancet, 4 janvier 1896).

—   Renal tension and its treatment by surgical means.
  British m. j., 19 oct. 1901.

—   On the treatment of some forms of albuminuria by
  rein puncture (Brit. med. journal 17 oct. 1896).

IMBERT L. — Hématuries hémophiliques Associat. française d'urologie, 1899.

ISRAEL. — Chirurgie des reins et de l'urètre. Traduit par Guillermo-
  Rodriguez, 1900.

—   Nierenkolik. Nierenblutung und Nephritis Deutsche
  med. Wochensch.. 27 fév. 1902.

KUMMEL. — Congrès de la Soc. allem. de Chirurgie, 1902.

LANNOIS. — Lyon médical, 20 déc. 1891.

LEGUEU. — Congrès de Chir., 17 oct. 1898.

—   Soc. de Chir., 12 juin 1901.

LE NOUENE. — Du trait chirurgie. des néphrites (Th. de Paris, 1903).

MALHERBE ET LEGUEU. — Des hématuries essentielles. Rapport à
  l'Assoc. franç. d'urologie, 1899.

MILLARD. — Soc. de médecine, 1901.

MONIÉ. — Physiologie pathologique de l'incision rénale (Th. de
  Bordeaux, 1901).

MONGOUR. — De la néphrotomie dans les néphrites chroniques
  médicales. (Journal de Méd. de Bordeaux, 9 février 1902.)

MICHAUX. — Les néphr. chron. hématuriques (Th. de Paris, 1900).

PARTZWSKI. — Progrès médical, 16 janvier 1897.

PICQUE. — XII° Congr. de chir., oct. 1898.

POPE. — A case of persistent hoematuria (The Lancet, 1889, p. 1329).

POUSSON. — L'intervention chirurgicale dans certaines variétés de
  néphrites médicales. Assoc. franç. d'urologie, 1899.

—   Soc. de chirurgie, 6 juin 1900.

Pousson. — Soc. de chirurgie, 12 juin 1901.

— Annales des mal. des org. gén. urin., 1902.

Puig-Ametler. — Des tumeurs malignes du rein (Th. de Montpellier, 1900).

Rafin — Lyon médical, 12 avril 1903.

Routier. — Bull. et mém. de la Soc. de chir., mars 1895.

Sabatier. — Néphralgie hématurique. Revue de chirurgie, 1889, p. 62.

Spanton. — Associat. médicale britannique, août 1901.

Senator. — Ueber renal hemophilie (Soc. de méd. de Berlin, 17 sept. 1890).

Talamon. — Le trait. chirurgical du mal de Bright. Méd. moderne, 15 janvier 1902.

Tédenat. — Des hématuries essentielles. Assoc. franç. d'urologie, 1899.

Tifany. — Annals of Surgery, 1889.

Tuffier. — Etudes expérimentales sur le rein. 1889. Congrès de chirurgie, 1898.

SERMENT

En présence des Maîtres de cette École, de mes chers Condisciples et devant l'effigie d'Hippocrate, je promets et je jure, au nom de l'Être Suprême, d'être fidèle aux lois de l'honneur et de la probité dans l'exercice de la Médecine. Je donnerai mes soins gratuits à l'indigent et n'exigerai jamais un salaire au-dessus de mon travail. Admis dans l'intérieur des maisons, mes yeux ne verront pas ce qui s'y passe ; ma langue taira les secrets qui me seront confiés et mon état ne servira pas à corrompre les mœurs ni à favoriser le crime.

Respectueux et reconnaissant envers mes Maîtres, je rendrai à leurs enfants l'instruction que j'ai reçue de leurs pères.

Que les hommes m'accordent leur estime si je suis fidèle à mes promesses.

Que je sois couvert d'opprobre et méprisé de mes confrères si j'y manque.

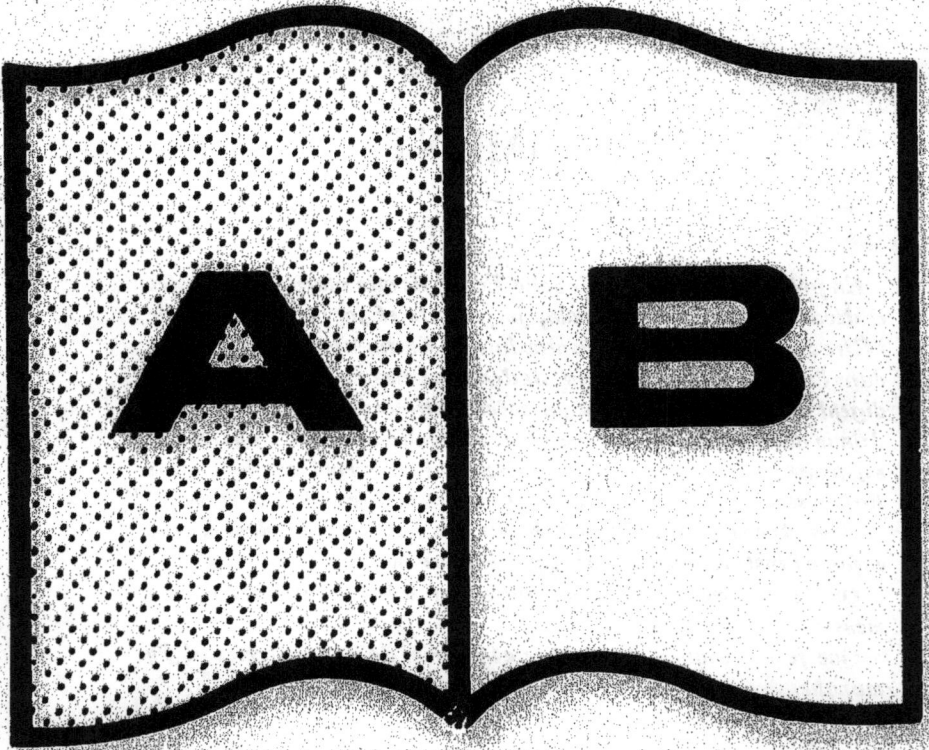

Contraste insuffisant

NF Z 43-120-14

www.ingramcontent.com/pod-product-compliance
Lightning Source LLC
Chambersburg PA
CBHW071448200326
41519CB00019B/5662